大肠肿瘤的前沿诊疗方法

日本《胃与肠》编委会　编著

《胃与肠》翻译委员会　译

北方联合出版传媒（集团）股份有限公司

辽宁科学技术出版社

Authorized translation from the Japanese Journal, entitled
胃と腸　第57巻第10号
大腸腫瘍診療の最前線
ISSN：0536-2180
編集：「胃と腸」編集委員会
協力：早期胃癌研究会
Published by Igaku-Shoin LTD., Tokyo Copyright © 2022

© 2025辽宁科学技术出版社。
著作权合同登记号：第06-2023-135号。

图书在版编目（CIP）数据

大肠肿瘤的前沿诊疗方法 / 日本《胃与肠》编委会编著；《胃与肠》翻译委员会译. --沈阳：辽宁科学技术出版社，2025.7. -- ISBN 978-7-5591-4123-1

Ⅰ. R735.3

中国国家版本馆CIP数据核字第20251D1S67号

出版发行：辽宁科学技术出版社
　　　　　（地址：沈阳市和平区十一纬路25号　邮编：110003）
印 刷 者：辽宁新华印务有限公司
经 销 者：各地新华书店
幅面尺寸：182 mm × 257 mm
印　　张：8.25
字　　数：185千字
出版时间：2025 年 7 月第 1 版
印刷时间：2025 年 7 月第 1 次印刷
责任编辑：卢山秀
封面设计：袁　舒
版式设计：袁　舒
责任校对：黄跃成

书　　号：ISBN 978-7-5591-4123-1
定　　价：128.00元

编辑电话：024-23280300
E-mail: lkbjlsx@163.com
邮购热线：024-23284502
《胃与肠》官方微信：15640547725

目 录

大肠肿瘤的前沿诊疗方法

山野 泰穗[1]

关键词　大肠肿瘤　大肠癌　内镜检查　人工智能（AI）　远程医疗

[1] 札幌医科大学医学部消化器内科学講座·消化器内視鏡センター　〒060-8543 札幌市中央区南 1 条西 16 丁目

根据《2020 年人口动态统计月报年计（概数）概况》，日本每年的死亡人数约为 137.3 万人，死因中排名第一的是恶性肿瘤，约为 37.8 万人。另外，根据日本"国立癌症研究中心癌症信息服务"的最新癌症统计，2018 年度报道癌症患病人数约为 98 万人。光看这两个数值可能有些人没什么实感，不过，当比较 47 个都道府县厅所在地的人口时发现，因恶性肿瘤死亡的人数与第 26 位的长野市（约 37 万人）相当，患癌人数与排名第 11 位的千叶市（约 98 万人）相当，如果与各位日本读者居住的地区相比较的话，就可以知道这是一个多么庞大的数字了。

在这些恶性肿瘤中，大肠癌是癌症死因的第 2 位（约 5.2 万人），患病人数则是第 1 位（约 15.2 万人）。而且，如果把大肠肿瘤都算上的话，估计会上升到这个数值的数十倍以上，成为一个无法掌握的数目。另外，近年来溃疡性结肠炎（约 14 万人）、Crohn 病（约 4.7 万人）等炎症性肠病的患病人数也在增加，由这些疾病引发的炎症性肠病相关肿瘤，特别是以溃疡性结肠炎相关结直肠肿瘤（ulcerative colitis associated colorectal neoplasia，UCAN）为代表的肿瘤也必然会增加。在这样的背景下，预计在大肠肿瘤诊疗方面将会有多种多样且巨大的需求。

在临床现场要求对于肿瘤进行病变存在的诊断、定性诊断及定量诊断，其诊断方法不限于灌肠 X 线造影检查、常规内镜及放大内镜检查，还包括超放大内镜检查、超声内镜检查、胶囊内镜检查，甚至还涉及三维 CT 结肠（3D-CT colonography，3D-CTC）。到目前为止，这些诊断都是依靠以人类的知识和经验为基础的个人诊断能力进行的，而将人类的诊断结果作为训练数据确立的人工智能（artificial intelligence，AI）能接近到什么程度？能不能超过人类？它的极限是什么？一想到这些，就让人充满了兴趣。

此外，如果判断是肿瘤的话，还有治疗的好坏。在近年来的内镜治疗方面，内镜黏膜下剥离术（endoscopic submucosal dissection，ESD）的技术和设备取得惊人的进步和发展，在机器人手术（robotic surgery）的世界中，可以接近人类的手无法触及的领域，例如寻找到在解剖书中没有记载的卵黄囊（yolk sac）的痕迹，连一滴血都不出地剥离、清除等技术令人惊叹。而且，可以说这种变革的浪潮也"到达"了此前被认为是不变学问的病理学。不仅是长期培养和继承下来的形态学，加上遗传学（genetic）、表观遗传学（epigenetic）的分析，概念上从非肿瘤性病变向肿瘤性病变转变的大肠锯齿状病变就是其中的典型，提示类似的现象今后也有可能发生。

由于 5G 及更大容量超高速通信的实现，无须共用空间也能实现远程医疗的普及，尤其是在内镜诊疗和机器人手术（robotic surgery）方面，现实中也在加速普及，提示大肠肿瘤诊疗也有可能进一步发生变革。

在这种情况下进行的大肠肿瘤诊疗，对于我们医务人员来说，固然是能使我们非常兴奋，但我个人认为，反过来也需要冷静。所谓的诊疗原本是指"医生对患者进行诊察，使疾病和症状得到治愈或减轻"。而被眼前的流行趋势所裹挟，忘记了引导患者走向治愈或减轻的目的，对于医务人员来说是本末倒置的。我认为，正因为在这种状况下，我们才有必要看清原本的目的和肿瘤的真实情况而推进诊疗工作，这绝不是因为笔者年事已高。我们会深思

熟虑，仔细斟酌本书的内容。

参考文献
[1]厚生労働省. 令和2年（2020）人口動態統計月報年計（概数）の概況. 2020 https://www.mhlw.go.jp/toukei/saikin/hw/jinkou/geppo/nengai20/dl/gaikyouR2.pdf（2022年6月15日閲覧）.
[2]国立研究開発法人国立がん研究センターがん情報サービス. 最新がん統計. https://ganjoho.jp/reg_stat/statistics/stat/summary.html（2022年6月15日閲覧）.
[3]都道府県市町村. 都道府県庁所在地人口・面積・人口密度ランキング. https://uub.jp/rnk/cap_j.html（2022年6月15日閲覧）.
[4]難病情報センター. 特定医療費（指定難病）受給者証所持者数. https://www.nanbyou.or.jp/entry/5354（2022年6月15日閲覧）.
[5]総務省. 遠隔医療モデル参考書—オンライン診療版. 2020 https://www.soumu.go.jp/main_content/000688635.pdf（2022年6月15日閲覧）.
[6]総務省. 5G等の医療分野におけるユースケース（案），改訂版. 2021 https://www.soumu.go.jp/main_content/000758049.pdf（2022年6月15日閲覧）.

灌肠 X 线造影检查的定位和对未来的展望

川崎 启祐 [1]

梅野 淳嗣

鸟巢 刚弘

永塚 真 [2,3]

梁井 俊一 [2]

鸟谷 洋右

朝仓 谦辅

山田 峻 [2,3]

川床 慎一郎 [1,4]

松野 雄一 [1]

冬野 雄太

藤冈 审

森山 智彦 [1,5]

菅井 有 [3]

松本 主之 [2]

摘要● 大肠肿瘤的主要检查方法有灌肠X线造影检查、内镜检查、CT结肠成像（CT colonography, CTC）。但是，由于内镜和CTC设备的进步和普及以及X线检查医生的不足，灌肠X线造影检查的数量呈减少趋势。因此，本文就灌肠X线造影检查在大肠肿瘤诊疗中的定位和未来的展望，在展示灌肠X线造影图像的同时进行了讨论分析。本文认为灌肠X线造影检查的绝对适应证是通过内镜检查无法诊断浸润深度的病例和内镜插入困难的病例。展望未来，对X线造影表现的分析也将配备基于人工智能的计算机诊断辅助系统，有望减轻灌肠X线造影检查施行医生和读影医生的负担。

关键词 大肠肿瘤 灌肠 X 线造影检查 结肠镜检查 浸润深度诊断

[1] 九州大学大学院病態機能内科学 〒 812–8582 福岡市東区馬出 3 丁目 1–1
E–mail : kawasaki.keisuke.084@m.kyushu-u.ac.jp
[2] 岩手医科大学内科学講座消化器内科分野
[3] 同 病理診断学講座
[4] 九州大学大学院医学研究院形態機能病理学
[5] 九州大学病院国際医療部

前言

针对大肠肿瘤的检查方法有灌肠 X 线造影检查、内镜检查、CT 结肠成像（CT colonography，CTC）。近年来，内镜检查设备有了长足进步，常规内镜检查、超声内镜（endoscopic ultrasonography，EUS）检查，加上图像增强内镜（image enhanced endoscopy，IEE）检查和胶囊结肠镜检查等均可使用。在 CTC 检查中，还可通过向大肠内注入二氧化碳，拍摄与灌肠 X 线造影检查类似的图像——三维虚拟灌肠结肠镜图像（3D–CT air–contrast enema，CT enema）。

在灌肠 X 线造影检查方面，平板探测器（flat panel detector，FPD）、C 臂机（又称三维 C 形臂）等 X 线摄影装置也得到了开发和改进，但与内镜检查数量的显著增加相反，灌肠 X 线造影检查的数量在显著减少。

本文概述了灌肠 X 线造影检查在大肠肿瘤诊疗中的定位和前景展望。

灌肠X线造影检查的定位

1. 作为病变筛查检查法的定位

灌肠 X 线造影检查一直作为对策型团体健康体检和任意型个别大肠癌检诊中便潜血反应阳性者和血便、通便异常、腹痛等有症状患者的大肠肿瘤的检查之一被使用。实际的手法是，在俯卧位从经肛门插入的导管中注入钡一直到脾曲部，通过注入空气和变换体位使之向降结肠以下移动，在此过程中，从乙状结肠逆行性地拍摄双重造影图像是基本的操作（**图1a**）。在大肠全域拍摄无盲点的双重造影图像，在拔除导管后拍摄直肠，完成造影检查（**图1b～e**）。不仅是仰卧位像，如果可能的话，最好有同一部位的俯卧位像（**图1f**）。

在比较灌肠X线造影检查、CTC和内镜检查效果的前瞻性试验（**表1**）中，检出6 mm以上病变的灵敏度分别为41%、55%和99%，特异性分别为82%、89%和99%，均以内镜检查为最佳。另外，在近年的报道中，CTC的灵敏度和特异性均达到90%左右，显示诊断能力的提高。另外，比较大肠癌和10 mm以上息肉检出率的随机对照试验（randomized controlled trial，RCT）的结果，灌肠X线造影检查为5.6%，CTC为7.3%，后者显著增高；而在CTC和内镜检查的比较中，结果分别为10.7%和11.4%，统计学上没有差异。由此可见，CTC的诊断能力与内镜检查相同，优于灌肠X线造影检查。

另外，关于射线暴露量，灌肠X线造影检查为1.2～10.7 mSv，CTC为0.98～5.7 mSv，前者的暴露量较大。事实上，在欧洲消化内镜学会（European Society of Gastrointestinal Endoscopy，ESGE）以及欧洲胃肠道和腹部放射学会（European Society of Gastrointestinal and Abdominal Radiology，ESGAR）的指南中强烈推荐CTC作为大肠肿瘤的病变发现检查法，但没有推荐灌肠X线造影检查。

另一方面，虽然CTC在日本的认知度在不断增加，但由于检查设施和读影医生不足，目前检查数量的增长缓慢。另外，过去在很多临床机构都一直施行灌肠X线造影检查，但由于患者负担和医疗资源问题，内镜检查逐渐成为病变筛查的首选检查方法。也就是说，与大肠肿瘤筛查相关的灌肠X线造影检查的地位降低了。

2. 作为精密检查法的定位

灌肠X线造影检查不仅被用作病变筛查检查法，还被用作精密检查法。其中，作为提示外科切除适应证的SM深部（1000 μm以下深度）浸润的灌肠X线造影表现，皱襞集中（**图2a**）、表面平滑（**图2b**）、凹陷底部不规则（凹陷内隆起，**图2c**；凹陷内的凹凸、深凹陷）、侧面变形（**图2d**）等是代表性的表现，广为人知。精密检查法的摄影手法与筛查法略有不同，基本是精心拍摄包含对象病变在内的区域。特别是在深部大肠的小病变和平坦病变的情况下，关键在于仅注入少量空气，使造影剂一直到达肿瘤附近，在采用压迫和体位变换的同时，尝试充分附着造影剂。然后逐渐增加空气量，拍摄含有薄层的双重造影图像。特别是在侧面像的拍摄中，基本是在大量送气的状态下，通过微妙的体位变化进行多张图像的拍摄。

灌肠X线造影检查对SM深部浸润癌的诊断能力如**表2**所示。Watari等报道，在上述灌肠X线造影表现的某种为阳性情况下的SM深部浸润癌的正诊率为85%。Matsumoto等报道，以上述代表性表现的2种以上阳性为诊断标准情况下的正诊率为75%～88%。另一方面，久部等强调了肠壁伸展不良表现（明显的硬化表现、肿瘤周围的透亮征、皱襞集中表现）的重要性，计算出其正诊率为80%。另外，Iinuma等着眼于仅通过灌肠X线造影检查可判定的侧面像，通过侧面像将大肠SM癌分为小叶型（lobular type）和光滑型（smooth type）。报道显示，后者的SM深部浸润比例和脉管浸润阳性率较高。

因此，笔者等将侧面变形细分为水平方向和垂直方向的变形长度。结果发现，水平变形长度（相关系数 $r=0.626$）和垂直变形长度（$r=0.482$）均与SM浸润距离呈正相关，而且发现变形长度与脉管浸润阳性率也相关。

综上所述，灌肠X线造影表现不仅是浸润深度诊断的预测因素，而且还可能是脉管浸润的预测因素之一，但近年来其作为精密检查法

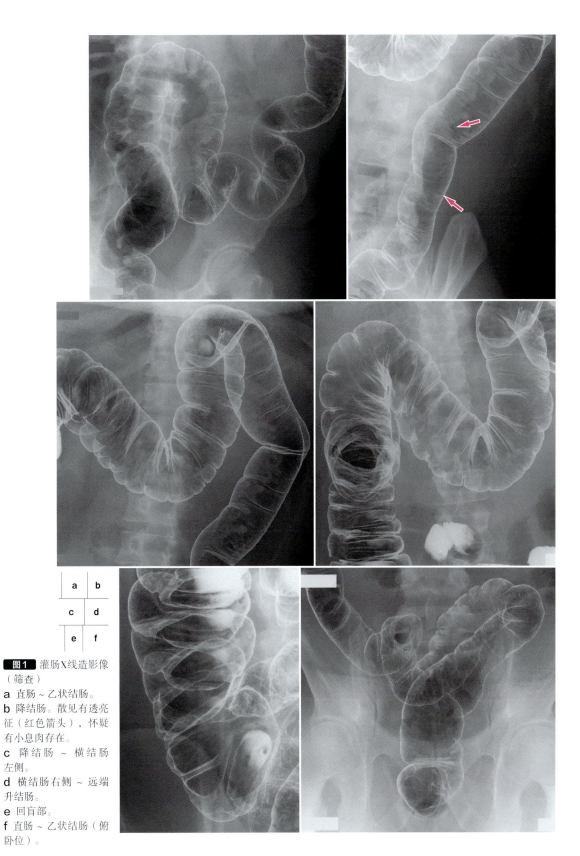

a	b
c	d
e	f

图1 灌肠X线造影影像
（筛查）
a 直肠～乙状结肠。
b 降结肠。散见有透亮
征（红色箭头），怀疑
有小息肉存在。
c 降结肠～横结肠
左侧。
d 横结肠右侧～远端
升结肠。
e 回盲部。
f 直肠～乙状结肠（俯
卧位）。

表1 在各项检查中6 mm以上的大肠肿瘤的检出能力

报道者（报道年）		灌肠X线造影	CT 结肠成像术	内镜
Rockey等（2005）	灵敏度/特异性	41/82	55/89	99/99
Nagata等（2017）	（%）	86 ~ 90/90 ~ 93		

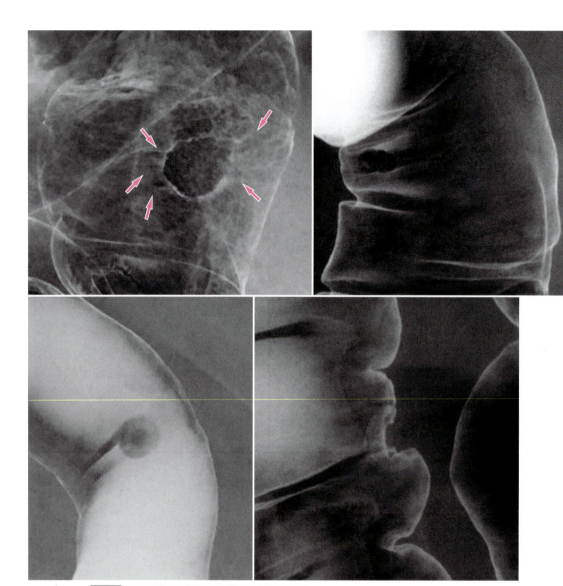

a	b
c	d

图2 提示黏膜下深部浸润的灌肠X线造影表现

a 皱襞集中（红色箭头）。

b 表面平滑。

c 凹陷内隆起。

d 侧面变形。

表2 灌肠X线造影检查的SM深部浸润癌的诊断能力

报道者（报道年份）	正诊率（%）	诊断标准
Watari等（1997）	85	灌肠X线造影表现*的1种为阳性
Matsumoto等（2003）	75～88	灌肠X线造影表现*的2种以上为阳性
久部等（2014）	80	伸展不良表现**为阳性
笔者等（2021）	81[†]	灌肠X线造影表现*的1种为阳性

*：皱襞集中，表面平滑，凹陷底部不规则（凹陷内隆起、凹陷内凹凸、深凹陷），侧面变形；
**：明显的硬化表现，肿瘤周围的透亮征，皱襞集中表现；[†]：正诊率方面，常规内镜检查为78%，NBI放大内镜检查为88%，色素放大内镜检查为87%。

也有被忽略的趋势。其理由是，与内镜检查相比，掌握技术需要更长的时间。在实际临床中，由于前处置不良和大肠过长或者停留于小病变等原因，即使是熟练医生施行检查也有不少病变难以检查出来。但是，大家应该知道，这是一种一旦能辨识病变，正面像和侧面像如果能良好地拍摄出来就能呈现出高诊断能力的检查法。

另一方面，认为内镜检查设备的开发和普及所导致的内镜诊断能力的提高也是灌肠X线造影检查法被轻视的原因。特别是放大内镜检查和IEE是可以与常规内镜检查连续施行的检查方法，如大家所了解的那样，其具有极高的诊断能力。

反映上述的情况，近年来关于灌肠X线造影检查对大肠疾病诊断有用性的报道极少。特别是作为精密检查法，比较灌肠X线造影和常规内镜、NBI放大内镜以及色素放大内镜的诊断能力的报道几乎没有。因此，笔者等回顾性地研究了灌肠X线造影检查和内镜检查对SM深部浸润的诊断能力。结果显示，灌肠X线造影检查的正诊率为81%，与常规内镜检查（78%）基本相同，略低于NBI放大内镜检查（88%）和色素放大内镜检查（87%）的正诊率。另一方面，灌肠X线造影检查与内镜检查相比，具有SM深部浸润诊断的灵敏度和阴性预测率较高的特点。也就是说，通过在内镜检查的基础上追加灌肠X线造影检查，有可能有助于筛选出内镜切除的适应证病变（**图3**）。笔者认为

在实际临床中，对于通过内镜检查无法判断浸润深度的病例，应该追加灌肠X线造影检查，综合性地确定治疗方案。

3. 利用于内镜插入困难的病例

随着内镜设备的改进和插入技术的普及，大肠内镜插入困难的病例在减少，但仍然存在向盲肠插入困难的病例，主要原因有大肠过长、复杂的肠管走行、肥胖、消瘦、术后及放疗后、乙状结肠的多发憩室、肠管固定不良等。作为应对的方法，有气囊内镜和具有弯曲的细径结肠镜、CTC，还有灌肠X线造影检查。气囊内镜、细径结肠镜和CTC不一定在所有临床机构都常备，而灌肠X线造影检查只要有X线透视设备就可以施行，还具有能够确认肠管的走行和长度的优点（**图4**）。

对灌肠X线造影检查前景的展望

从2004年左右开始，散见有关于使传统的CTC图像分辨率提高的CT enema的报道，显示出应用灌肠X线造影的侧面变形的较高的浸润深度诊断能力。另外，不仅是内镜检查，将人工智能（artificial intelligence，AI）配置于CTC的计算机辅助诊断系统也逐渐得到普及。考虑到这种情况，今后有望构建出在灌肠X线造影检查中配置AI能够辅助检出病变和定性诊断的系统。

结语

本文就灌肠X线造影检查在大肠肿瘤诊疗

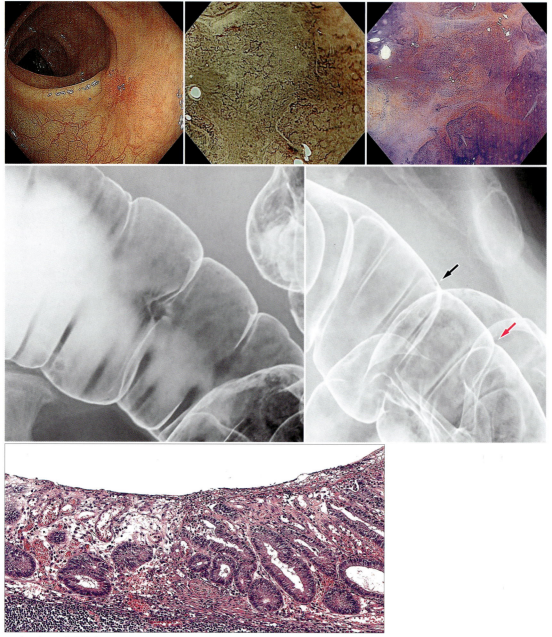

a	b	c
d	e	
f		

图3 早期结肠癌的影像表现和组织病理学表现

a 常规内镜像。在横结肠见有伴皱襞集中、边缘不规则的发红的凹陷性病变。

b NBI放大像（凹陷内部）。见有不规则的血管，在一部分也有血管和结构不明确的区域。

c 结晶紫染色放大像（凹陷内部）。边缘可见正常腺管，但凹陷内部为无结构。

d 灌肠X线造影像（正面像）。在横结肠可以辨识到伴有皱襞集中的边缘不规则的凹陷性病变，在凹陷内无隆起和凹凸。

e 灌肠X线造影像（侧面像）。病变部（黑色箭头）与周围（红色箭头）相比未见明显的侧面变形。

f 组织病理像。施行了ESD，观察到瘤径14 mm的高分化管状腺癌，但停留于黏膜内。表面见有糜烂。组织病理学诊断为高分化腺癌（well differentiated adenocarcinoma），pTis（M），Ly0，V0，pHM0，pVM0。

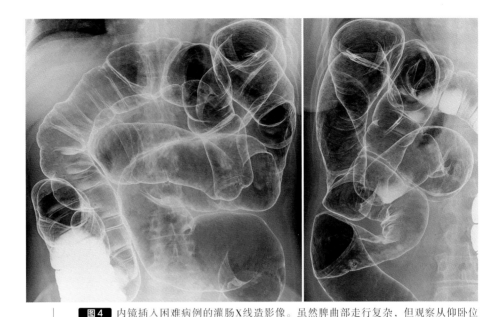

图4 内镜插入困难病例的灌肠X线造影像。虽然脾曲部走行复杂，但观察从仰卧位（a）、俯卧位（b）两个方向进行的双重造影，未发现明显的异常

a | b

中的定位和前景展望进行了概述。灌肠 X 线造影检查的适应证病例是通过内镜检查无法诊断浸润深度的病例和内镜插入困难的病例。另外，笔者认为在理解 SM 深部浸润诊断的灵敏度和阴性预测率高的基础上，选择病例也很重要。

参考文献

[1]Lee KL, Chiu NC, Su CW, et al. Less barium enema, more colonoscopy: A 12-year nationwide population-based study in Taiwan. J Chin Med Assoc 82: 312-317, 2019.

[2]Rockey DC, Paulson E, Niedzwiecki D, et al. Analysis of air contrast barium enema, computed tomographic colonography, and colonoscopy: prospective comparison. Lancet 365: 305-311, 2005.

[3]Nagata K, Endo S, Honda T, et al. Accuracy of CT colonography for detection of polypoid and nonpolypoid neoplasia by gastroenterologists and radiologists: A nationwide multicenter study in Japan. Am J Gastroenterol 112: 163-171, 2017.

[4]Halligan S, Dadswell E, Wooldrage K, et al. Computed tomographic colonography compared with colonoscopy or barium enema for diagnosis of colorectal cancer in older symptomatic patients: two multicentre randomized trials with economic evaluation (the SIGGAR trials). Health Technol Assess 19: 1-134, 2015.

[5]Hirofuji Y, Aoyama T, Koyama S, et al. Evaluation of patient dose for barium enemas and CT colonography in Japan. Br J Radiol 82: 219-227, 2009.

[6]Neri E, Faggioni L, Cerri F, et al. CT colonography versus double-contrast barium enema for screening of colorectal cancer: comparison of radiation burden. Abdom Imaging 35: 596-601, 2010.

[7]Berner K, Båth M, Jonasson P, et al. Dose optimisation of double-contrast barium enema examinations. Radiat Prot Dosimetry 139: 388-392, 2010.

[8]Cianci R, Pizzi AD, Esposito G, et al. Ultra-low dose CT colonography with automatic tube current modulation and sinogram-affirmed iterative reconstruction: Effects on radiation exposure and image quality. J Appl Clin Med Phys 20: 321-330, 2019.

[9]Spada C, Hassan C, Bellini D, et al. Imaging alternatives to colonoscopy: CT colonography and colon capsule. European Society of Gastrointestinal Endoscopy (ESGE) and European Society of Gastrointestinal and Abdominal Radiology (ESGAR) Guideline—Update 2020. Endoscopy 52: 1127-1141, 2020.

[10]鈴木雅裕，村松幸男．大腸CTにおける検査技術の向上—実例を含めて．INNERVISION 32: 71-75, 2017.

[11]牛尾恭輔，後藤裕夫，村松幸男，他．消化管癌のX線診断における側面像の意義—二重造影像による深達度診断．胃と腸 21: 27-41, 1986.

[12]渕上忠彦，岩下明德，平川雅彦，他．大腸sm癌の診断—X線の立場から，特に正面像による深達度診断．胃と腸 26: 737-749, 1991.

[13]小林広幸，渕上忠彦，大城由美，他．いわゆる側方発育型大腸腫瘍のX線診断．胃と腸 40: 1744-1758, 2005.

[14]Watari J, Saitoh Y, Obara T, et al. Early nonpolypoid colorectal cancer: radiographic diagnosis of depth of invasion. Radiology 205: 67-74, 1997.

[15]Matsumoto T, Esaki M, Hizawa K, et al. Accuracy of radiographic assessment for the diagnosis of invasion depth in small invasive colorectal cancer. Br J Radiol 76: 611-616, 2003.

[16]久部高司，田邊寛，青見賢明，他．完全摘除生検可能な大腸T1（SM）深部浸潤癌の術前診断―注腸X線造影．胃と腸　49: 990–1001, 2014.

[17]Iinuma G, Moriyama N, Miyakawa K, et al. Early invasive colorectal carcinomas with submucosal invasion: radiographic characteristics with barium double contrast images. Abdom Imaging　28: 492–504, 2003.

[18]Kawasaki K, Torisu T, Nagahata T, et al. Role of barium enema examination for the diagnosis of submucosal invasion depth in T1 colorectal cancers. Cancer Imaging　21: 66, 2021.

[19]Zhang JJ, Gu LY, Chen XY, et al. Endoscopic diagnosis of invasion depth for early colorectal carcinomas: a prospective comparative study of narrow–band imaging, acetic acid, and crystal violet. Medicine（Baltimore）　94: e528, 2015.

[20]Wada Y, Kashida H, Kudo Se, et al. Diagnostic accuracy of pit pattern and vascular pattern analyses in colorectal lesions. Dig Endosc　22: 192–199, 2010.

[21]Sumimoto K, Tanaka S, Shigita K, et al. Clinical impact and characteristics of the narrow–band imaging magnifying endoscopic classification of colorectal tumors proposed by the Japan NBI Expert Team. Gastrointest Endosc　85: 816–821, 2017.

[22]Komeda Y, Kashida H, Sakurai T, et al. Magnifying narrow band imaging（NBI）for the diagnosis of localized colorectal lesions using the Japan NBI Expert Team（JNET）classification. Oncology　93: 49–54, 2017.

[23]Kawasaki K, Nakamura S, Eizuka M, et al. Is barium enema examination negligible for the management of colorectal cancer? Comparison with conventional colonoscopy and magnifying colonoscopy. Jpn J Radiol　39: 1159–1167, 2021.

[24]野村昌史，村上佳世，三井慎也．挿入困難例への対策，開腹術後癒着例，多発憩室例，痩せた患者．消内視鏡　30: 367–373, 2018.

[25]富永健司，木村隆輔，森麻紀子，他．細径大腸内視鏡による挿入法．消内視鏡　30: 325–329, 2018.

[26]Kayashima Y, Kimura F, Inoue K, et al. Computed tomographic air–contrast enema imaging for presurgical examination of colon tumors: assessment with colon phantoms and in patients. Radiat Med　26: 6–14, 2008.

[27]Miyasaka M, Tsurumaru D, Nishimuta Y, et al. Diagnosis of early colorectal cancer invasion depth by quantitative evaluation of the basal indentation in CT colonography. Jpn J Radiol　34: 786–794, 2016.

[28]Nagata K, Endo S, Kudo Se, et al. CT air–contrast enema as a preoperative examination for colorectal cancer. Dig Surg　21: 352–358, 2004.

[29]Utano K, Endo K, Togashi K, et al. Preoperative T staging of colorectal cancer by CT colonography. Dis Colon Rectum 51: 875–881, 2008.

[30]Hoshino N, Sakamoto T, Hida K, et al. Diagnostic accuracy of computed tomography colonography for tumor depth in colorectal cancer: A systematic review and meta–analysis. Surg Oncol　30: 126–130, 2019.

Summary

Barium Enema Examination for the Diagnosis of Colorectal Neoplasms

Keisuke Kawasaki[1], Junji Umeno,
Takehiro Torisu, Makoto Eizuka[2,3],
Shunichi Yanai[2], Yosuke Toya,
Kensuke Asakura, Shun Yamada[2,3],
Shinichiro Kawatoko[1,4], Yuichi Matsuno[1],
Yuta Fuyuno, Shin Fujioka,
Tomohiko Moriyama[1,5], Tamotsu Sugai[3],
Takayuki Matsumoto[2]

BE（barium enema）examination, colonoscopy, and computed tomography–colonography are the major procedures used for diagnosing colorectal neoplasms.

Although its use has been declining in recent years, BE can still provide valuable information. BE should be performed for cases in which colonoscopy is not conclusive to diagnose the depth of invasion and when endoscope insertion is difficult. Computer–aided diagnosis systems, including artificial intelligence, are expected to be used for the diagnosis of colorectal neoplasms under BE examination in the near future.

[1]Department of Medicine and Clinical Science, Graduate School of Medical Sciences, Kyushu University, Fukuoka, Japan.
[2]Division of Gastroenterology, Department of Internal Medicine, Iwate Medical University, Iwate, Japan.
[3]Department of Diagnostic Pathology, Iwate Medical University, Iwate, Japan.
[4]Department of Anatomic Pathology, Graduate School of Medical Sciences, Kyushu University, Fukuoka, Japan.
[5]International Medical Department, Kyushu University Hospital, Fukuoka, Japan.

图像增强大肠内镜检查的最前沿
——病变筛查

吉田 直久 [1]

井上 健

广濑亮平

土肥 统

稻田 裕 [2]

村上 贵彬 [3]

森本 泰隆 [4]

伊藤 义人 [1]

摘要●有关大肠内镜检查的图像增强内镜（IEE）观察在发现病变及诊断方面的运用上，随着新的内镜设备的开发，其精度也急速地进步。近年来，在使用氙光源及激光内镜之上，带有LED光源的新的内镜问世，而且为了更进一步地提高发现息肉的精度，验证了各种各样的观察方法，揭示了与白光内镜观察相比NBI、BLI、LCI等特殊模式观察更加有用。本文中详细说明了通过IEE发现大肠病变的有用性。

关键词　IEE　NBI　BLI　LCI　TXI

[1] 京都府立医科大学大学院医学研究科消化器内科学
　〒602-8566 京都市上京区河原町广小路上る梶井町 465
　E-mail : naohisa@koto.kpu-m.ac.jp
[2] 京都第一赤十字病院消化器内科
[3] 爱生会山科病院内视镜科
[4] 济生会京都府病院消化器内科

前言

　　大肠内镜检查是对于腺瘤和无蒂锯齿状病变（SSL）等病变的发现、诊断最有用的技术。有报道称，进行大肠内镜检查及切除大肠息肉，可以降低大肠癌的发生率和患者死亡率。一方面，针对大肠内镜的相关研究中，有报道称白光内镜观察息肉的漏诊率可达 22% ~ 28%。有学者针对漏诊的危险因素（如右半结肠、肠道准备不佳、5 mm 以下的息肉、平坦型、女性等）进行了研究。为了防止漏诊还进行各种各样的研究，其中很多报道了用图像增强内镜（image enhanced endoscopy，IEE）观察的有用性。

　　对于能否发现息肉，腺瘤检出率（adenoma detection rate，ADR）是世界上最常用的指标之一。在日本的随访指南中，为降低大肠内镜检查一般的风险，推荐男性的 ADR 在 30% 以上，女性在 20% 以上。如果内镜医师的 ADR 处于 25% ~ 30%，其患者以后的大肠癌发生率会明显增加。此外，ADR 每增加 1%，可以防止以后 3% 大肠癌的发生。因此通过各种各样的方法提高 ADR 在临床上非常重要。本文就有关发现病变相关的 IEE 的现状及今后的展望，详细地说明相关的实际图像。

NBI、TXI、BLI、LCI 和相关的原理

1. NBI和TXI

　　窄带成像（narrow band imaging，NBI）是为了提高肿瘤发现率及诊断水平为目的，由佐野等和奥林巴斯公司共同开发的窄带光观察模式。它的原理是由于特殊滤过氙光源的内镜分光特性，在 415 nm 及 540 nm 的酸化血红蛋白吸收波长会发生变化，能够强调黏膜表面的微

	CF-XZ1200	CF-EZ1500D	PCF-H290ZI	EC-L600ZP7	EC-760ZP-V/M	EC-6600ZP
光源处理器	CV-1500	CV-1500	CLV290 CV-290 或 CV-1500	VP-7000 LL-7000	VP-7000 BL-7000	EP-6000
画质	CMOS	CMOS	CCD	CMOS	CMOS	CMOS
光源	LED	LED	氙气	激光	LED	LED
摄像方式	序贯式	同时式	序贯式	同时式	同时式	同时式
视野角	170°	170°	170°	140°	140°	140°
放大倍数	手动放大 135倍	近焦功能 90倍	手动放大 110倍	手动放大 145倍	手动放大 145倍	手动放大 145倍
观察深度（mm）	常规：7～ 放大：1.0～	常规：3～ 放大：1.5～	常规：7～ 放大：1.0～	常规：3～ 放大：1.5～	常规：3～ 放大：1.5～	常规：3～ 放大：1.5～
前端部（mm）	13.2	13.2	11.7	11.7	11.7	11.7
钳道直径（mm）	3.7	3.7	3.2	3.2	3.2	3.2
特殊观察模式	NBI, TXI, RDI, AFI	NBI, TXI, RDI, AFI	NBI, AFI	BLI, LCI	BLI, LCI	BLI, LCI

CMOS：互补金属氧化物半导体（complementary metal oxide semiconductor）；CCD：电荷耦合器件（charge coupled device）；LED：发光二极管（light-emitting diode）；NBI：窄带成像（narrow band imaging）；TXI：纹理和颜色增强成像（texture and color enhancement imaging）；RDI：红色二色成像（red dichromatic imaging）；AFI：自体荧光成像（auto fluorescence imaging）；BLI：蓝激光成像（blue laser imaging）；LCI：联动成像（linked color imaging）。

细结构及表面血管。第一代的 NBI 系统 EVIS LUCERA SPECTRUM（奥林巴斯公司制造）于 2006 年在日本上市，之后的 2012 年第二代的 EVIS LUCERA ELITE SYSTEM 及海外版 EVIS EXERA Ⅲ（均是奥林巴斯公司制造）上市，与以前的 NBI 相比，画质更加清晰。此外，在 2020 年改变了氙光源，发光二极管（light-emitting diode，LED）作为光源的新内镜系统 EVIS X1（CV-1500，奥林巴斯公司制造）上市。把紫罗兰色、蓝色、绿色、黄褐色、红色 5 种 LED 作为光源，可进行序贯式摄影（大肠专用内镜，CF-XZ-1200，奥林巴斯公司制）和同时式摄影（肠专用内镜，CF-EZ1500D，奥林巴斯公司制），并且可进行明显的高画质 NBI 观察。

另外，加入了新的模式——纹理和颜色增强成像（texture and color enhancement imaging，TXI），期待能够明显提高息肉的发现率（表1，图1，图2）。它的原理是通过自

光观察拍摄的图像，在系统内调整构造、色调及明亮度，从可提高病变的识别能力。TXI 分为 TXI 1 和 TXI 2 两种模式。TXI 1 增强色调，从而发红色调增强，对于提高息肉的识别性有很好的作用，期待今后有更多的研究。

利用 NBI 观察时，问题是肠腔中残留的液体变成红色，往往成为观察的障碍，而利用 TXI 残留的液体保持黄色不变，希望成为今后解决的方向。此外，上述的 EVIS X1 专用的两种新型内镜是常规的前端直径，2022 年 7 月至今，没有专用的细径内镜，原来的细径内镜（PCF-H290）能够连接 EVIS X1 系统，图像也变得更加鲜明（图3）。

2. BLI和LCI

蓝激光成像（blue laser imaging，BLI）是 2012 年上市的由激光光源内镜（LASEREO，富士胶片公司制造）构成的窄带光模式。它的原理是在 410 nm 的激光中，能够强调黏膜表面血管和结构，在 450 nm 的激光时能激发荧光体，

a	b
c	d

图1 升结肠0-Ⅱa型，直径15 mm大小，SSL和0-Ⅰs型，直径3 mm大小，低级别腺瘤，根据LED内镜（EVIS X1）观察（使用CF-XZ1200I）

a 白光内镜图像。升结肠0-Ⅱa型，直径约15 mm大小的SSL；0-Ⅰs型，直径3 mm大小，低级别腺瘤。SSL是一种高度很低的平坦病变，与周围色调基本相同，表面有黏液附着（黄色箭头），腺瘤与SSL相接，呈红色调（蓝色箭头）。

b TXI内镜图像。两种病变均呈红色调、识别性提高。病变表面黏液呈黄色，强调明显。

c NBI内镜图像。SSL呈淡茶色调，黏液呈淡红色调。视野比较明亮，表面微细结构也能辨认。腺瘤呈茶色调，明显提高了识别性。

d NBI放大内镜图像。在SSL中可见扩张的圆点（dot）状表面结构（surface pattern）。腺瘤为规则的肿瘤性微结构，诊断为JNET（the Japan NBI Expert Team）Type 2A。

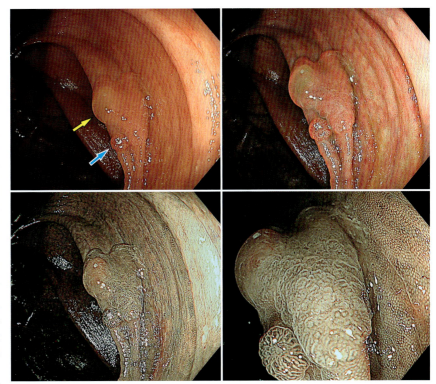

a	b
c	d

图2 横结肠0-Ⅰs型，直径3 mm大小、低级别腺瘤，根据LED内镜（EVIS X1）观察（使用CF-EZ1500I）

a 白光内镜图像。横结肠0-Ⅰs型，直径3 mm大小，低级别腺瘤。呈浅红色调的隆起型病变。

b TXI内镜图像。虽然强调了整个画面血管的红色调，但病变红色调进一步加深，识别性提高。

c NBI内镜图像。病变呈茶色，识别性提高。NBI下视野更明亮，本病变与TXI相比，对比度更好。

d NBI弱放大内镜图像。规则的肿瘤性微结构，诊断为JNET Type 2A。

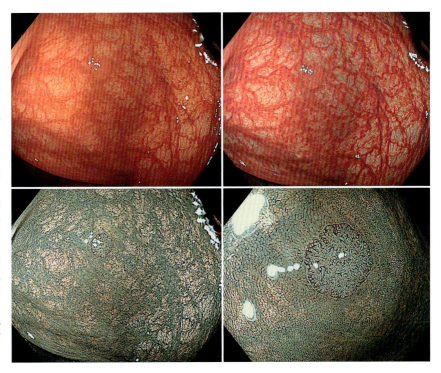

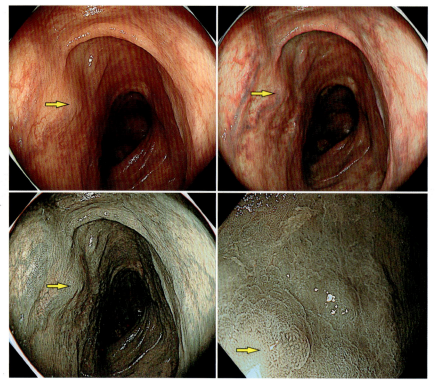

|a|b|
|c|d|

图3 横结肠0-Ⅱa型，直径15 mm大小，SSL，根据LED内镜（EVIS X1）观察（使用PCF-H290I）

a 白光内镜图像。横结肠0-Ⅱa型，直径15mm大小，SSL。识别性很差，勉强颗粒状隆起的部位怀疑存在病变。

b TXI内镜图像。病变呈淡红色调，隆起部分呈红色调（黄色箭头），勉强可以辨认。

c NBI内镜图像。病变呈茶色，识别性提高。视野明显更加明亮。

d NBI放大内镜图像。可见腺管扩张及血管扩张，诊断为SSL。颗粒部分呈淡茶色，surface pattern呈锯齿状。

并确保明亮。此外，在用BLI进行放大观察时，有相适应的BLI模式和在明亮视野中为了发现病变而用适当的BLI-bright模式两种之分。

联动成像（linked color imging, LCI）是在激光内镜系统（LASEREO）中的BLI-bright模式：在激光输出平衡的处理器内，增强病变部发红与正常黏膜白色的对比，同时与BLI模式相比，在明显的视野中，能够提高 *H. pylori*（*Helicobacter pylori*）相关性胃炎的诊断及病变的诊断能力而开发的一种模式。BLI中残液变红，LCI中不变红，预处理不良病例的改善效果也是值得期待的（**图4**）。

一方面，世界范围内激光内镜仅仅在被限制的地区使用，而包含欧美在内的LED光源内镜系统（ELUXEO，富士胶片公司制造）正在全世界普及（**图5**）。和激光内镜的BLI一样，用LED光源进行窄带光观察的BLI和LCI的使用成为可能。它的原理是利用紫罗兰色、蓝色、绿色、红色4种LED光源的多源光学技术的BLI，可以强调黏膜表面的血管和结构，对于大肠息肉的发病有病变边界的判断有非常高的价值（**图5**）。

此外，在2020年此种LED内镜系统在日本上市。除此之外，处理器及光源一体型的利用三色LED光源的小型内镜系统（ELUXO Lite：6000系列，EP-6000，富士胶片公司制

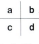

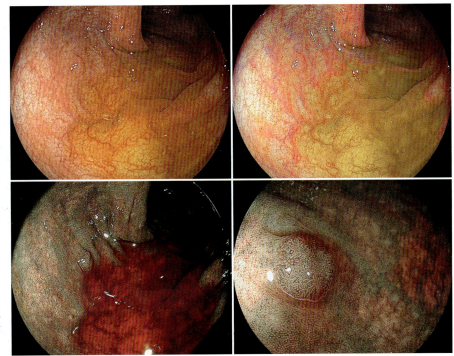

图4 横结肠0-Ⅰs型，直径2 mm大小，低级别腺瘤，根据激光内镜系统（LASEREO）观察（使用EC-L600ZP7）

a 白光内镜图像。横结肠0-Ⅰs型，直径2 mm大小，低级别腺瘤。病变下方可见残留液体。

b LCI内镜图像。息肉呈淡红色调，识别性提高，残留液体呈黄色调。

c BLI内镜图像。病变呈茶色调，识别性提高，但残留液体呈红色调，病变很好辨认。

d BLI放大内镜图像。规则的肿瘤性微结构，诊断为JNET Type 2A。

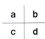

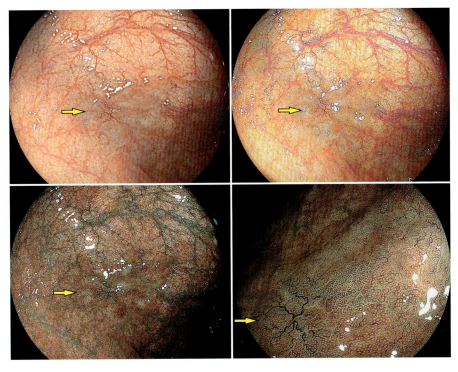

图5 盲肠0-Ⅱa型，直径20 mm大小，SSL，根据LED内镜系统（ELUXEO）观察（使用EC-760ZP-V/M）

a 白光内镜图像。盲肠0-Ⅱa型，直径20 mm大小，SSL。在病变左侧可见明显的血管扩张（黄色箭头）。

b LCI内镜图像。息肉呈淡红色调，在病变左侧的血管强调明显（黄色箭头），识别性提高。

c BLI内镜图像。病变呈茶色调，识别性提高，血管扩张处强调明显（黄色箭头）。

d BLI放大内镜图像。可见扩张的血管和扩张的腺管。

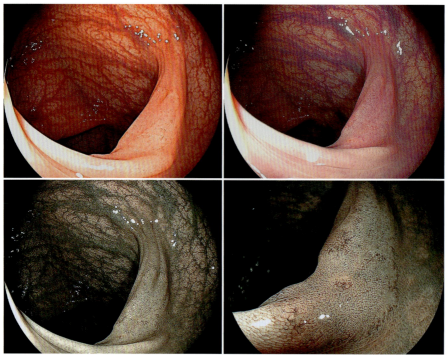

a	b
c	d

图6 横结肠0-Ⅱa型，直径16 mm大小，高级别腺瘤，根据LED内镜系统（ELUXEO Lite）观察（使用EC-6600ZP）

a 白光内镜图像。横结肠0-Ⅱa型，直径16 mm大小，高级别腺瘤。中央可见浅凹陷。

b LCI内镜图像。病变边缘部呈淡红色调，识别性提高。

c BLI内镜图像。病变呈茶色调，识别性提高。

d BLI放大内镜图像。不规则的肿瘤性微结构，诊断为JNET Type 2B。

造）也随之上市，不亚于激光内镜的窄带光观察，实现利于 BLI 和 LCI 进行观察病变，受到临床医生的好评并得到普及（**图 6**）。LED 内镜（ELUXEO 及 ELUXEO Lite）和激光内镜在色调及明亮度上稍微有所不同，因此为了提高大肠病变的识别能力，激光内镜下推荐设定为 B8C2 模式，LED 内镜设定为 B8C3 模式。

各种IEE在息肉检出时相关的多种研究

关于第一代 NBI 系统在发现息肉时是否有用，在系统评论上已经被否定。其理由是画面很暗，解析度不充分。关于第二代 NBI 系统，近期在日本通过含有随机对照试验（randomized control trial，RCT）的 Meta 分析，报道了 NBI 与白光内镜观察比较，通过良好的处理，ADR

可以提高 1.3%（95% 的置信区间，1.04 ~ 1.62，P=0.04）。关于 TXI 尽管没有较多的研究，但是能够提高识别病变的能力是肯定的。

关于 BLI 在发现息肉时是否有用，在 RCT 相关研究中报道了：与白光内镜观察比较，BLI-bright 模式下观察患者的息肉检出率明显高于对照组（1.43 ± 1.64 vs 1.84 ± 2.09，P=0.001）（**表2**）。此外，相应地报道了在同部位进行 BLI 及白光内镜观察的串联研究中，BLI 与白光内镜观察相比较，在预防腺瘤的漏诊中更加有效（**表2**）。另外，并没有利用激光内镜或 LED 内镜发现息肉的相关报道。

另一方面，在 LCI 中关于提高大肠病变的识别性、防止遗漏、提高 ADR，对于激光内镜及 LED 内镜的使用进行了大量的研究（**表2**）。巴西学者报道了，利用激光内镜检查，

表2 通过IEE发现息肉的有用性相关报告

作者	系统模式	研究方法	例数	方法	效果
Ikematsu等	laser BLI	RCT	963	每个患者从盲肠到肝曲的息肉数	白光观察vs BLI-bright 1.43 ± 1.64 vs 1.84 ± 2.09，P=0.001
Shimoda等	laser BLI	RCT	127	右半结肠腺瘤漏诊率	白光观察vs BLI 10.0% vs 1.6%，P=0.001
Min等	laser LCI	RCT	141	腺瘤检出率	白光观察vs LCI 28% vs 37%，不显著
Fujimoto等	laser LCI	RCT	44	盲肠至脾曲的SSL漏诊率	白光观察vs LCI 21.6% vs 3.2%，P=0.02
Paggi等	LED LCI	RCT	6.00	右半结肠腺瘤漏诊率	白光观察vs LCI 30.6% vs 11.8%，$P < 0.001$
Dos Santos等	laser LCI，BLI	RCT	451	腺瘤检出率	白光观察vs LCI 43.2% vs 56.9%，P=0.02
Shinozaki等	LED laser LCI	Meta分析、7RCT	2464	腺瘤检出率	ADR：LCI vs 白光观察 RR 1.26，95%CI：1.14 ~ 1.39，$P < 0.001$
Miyaguchi等	laser LCI	RCT	468	腺瘤检出率	总共：LCI vs 白光观察 47.1% vs 46.9%，P=0.93
Aniwan等	LED LCI	RCT	1000	腺瘤检出率	LCI vs 白光观察 RR 1.49，95%CI：1.09 ~ 2.03，P=0.007

RR：相对风险；CI：置信区间。

采用白光内镜观察、LCI、BLI-bright 3种模式进行全结肠镜检查，结果ADR分别是43.2%、54.0%、56.9%（白光内镜观察与LCI相比较，差异有显著性；P=0.02）。欧洲学者在有关使用LED内镜利用串联研究法进行右半结肠（盲肠、升结肠）相关预防腺瘤漏诊的有用性研究中发现，LCI能够明显减少腺瘤的漏诊率，与白光内镜相比较，有显著差异性（30.6% vs 11.8%，$P < 0.001$）。近期在日本的有关激光内镜使用的RCT研究中发现，全结直肠通过LCI和白光内镜观察相比较，腺瘤的发现率为47.1%和46.9%（P=0.93），两组间无显著差异性，但是LCI能够提高左半结肠（降结肠到乙状结肠）的ADR。有相应的报道，香港学者在使用LED内镜时，对LCI与NBI（EVIS EXERA Ⅲ）进行比较，观察时间分别为8.6 ± 3.1和10.0 ± 4.1（P=0.003），发现使用NBI时观察时间明显延长，但是腺瘤检查率（ADR）分别是9.7%和51.5%（P=0.05），使用NBI时稍有增加的倾向。

笔者为了在检查中防止漏诊右侧大肠病变，提出了"用LCI模式追加观察30 s"的方法进行实践研究，并报道了从盲肠到升结肠先进行白光内镜观察结束后，再次用LCI模式追加观察同样部位30 s的方法，右侧大肠的ADR从26.2%提高到36.9%。日本其他的有关激光内镜作用的RCT研究中，报告了通过LCT观察SSL的漏诊率很低。近期的评论中，与白光内镜下观察相比较，使用LCI模式进行观察，息肉检出率（polyp detection rate，PDR）和ADR均明显增加，与对照组相比有显著差异性。有关LCI的识别能力，无论是静态图像还是动态图像，与白光内镜观察相比较，识别能力均高于对照组。

现在，在日本有关大肠方面的大规模多中心研究正在进行中，期待后续相关的报道。笔者的近畿大学与自治医科大学正在进行LED内镜系统与激光内镜系统优劣性的共同研究，期待今后能够推出带有人工智能（artificial intelligence，AI）的内镜观察设备。在日本已经有几种为了发现息肉而上市的AI设备，通过与IEE并用，对临床病变的发现和诊断具有一定的价值。

结语

代表性的图像增强内镜（IEE）观察的NBI、BLI、LCI当中，再加上新的图像增强内镜观察（IEE）的TXI，结合各种图像和证据详细说明了病变的发现和诊断的有用性。在白光内镜观察的基础上，加上运用各种各样的IEE进行观察，使高质量的内镜观察成为可能，期待能够得到普及。在大肠内镜检查中，白光观察、NBI、TXI、BLI、LCI，哪种模式更好，目前还没有结论，但至少白光观察是不够的，充分利用各种模式的优缺点，不漏诊、专心致志地进行观察是重要的。

感谢
本文执笔期间，得到京都府立医科大学消化内科及同院超声内镜室的各位相关同道的帮助，在此深表感谢。

参考文献

[1]Nishihara R, Wu K, Lochhead P, et al. Long-term colorectal-cancer incidence and mortality after lower endoscopy. N Engl J Med 369: 1095–1105, 2013.

[2]Zauber AG, Winawer SJ, O'Brien MJ, et al. Colonoscopic polypectomy and long-term prevention of colorectal-cancer deaths. N Engl J Med 366: 687–696, 2012.

[3]van Rijn JC, Reitsma JB, Stoker J, et al. Polyp miss rate determined by tandem colonoscopy: a systematic review. Am J Gastroenterol 101: 343–350, 2006.

[4]Heresbach D, Barrioz T, Lapalus MG, et al. Miss rate for colo-rectal neoplastic polyps: a prospective multicenter study of back-to-back video colonoscopies. Endoscopy 40: 284–290, 2008.

[5]Leufkens AM, van Oijen MG, Vleggaar FP, et al. Factors influencing the miss rate of polyps in a back-to-back colonoscopy study. Endoscopy 44: 470–475, 2012.

[6]Zimmermann-Fraedrich K, Sehner S, Rex DK, et al. Right-sided location not associated with missed colorectal adenomas in an individual-level reanalysis of tandem colonoscopy studies. Gastroenterology 157: 660–671, 2019.

[7]Chang WY, Chiu HM. Can image-enhanced endoscopy improve adenoma detection rate? Dig Endosc 34: 284–296 2022.

[8]斎藤豊，岡志郎，河村卓二，他．大腸内視鏡スクリーニングとサーベイランスガイドライン．Gastroenterol Endosc 62: 1519–1560, 2020.

[9]吉田直久，井上健，稲田裕．大腸内視鏡検査における画像強調観察の現状と今後の展望．Gastroenterol Endosc 2022 in press.

[10]Meester RGS, Doubeni CA, Lansdorp-Vogelaar I, et al. Variation in adenoma detection rate and the lifetime benefits and cost of colorectal cancer screening: A microsimulation model. JAMA 313: 2349–2358, 2015.

[11]Kaminski MF, Wieszczy P, Rupinski M, et al. Increased rate of adenoma detection associates with reduced risk of colorectal cancer and death. Gastroenterology 153: 98–105, 2017.

[12]Sano Y, Muto M, Tajiri H et al. Optical/digital chromoendoscopy during colonoscopy using narrow-band imaging system. Dig Endosc 17: S43–48, 2005.

[13]Ogiso K, Yoshida N, Siah KTH, et al. New-generation narrow band imaging improves visibility of polyps: a colonoscopy video evaluation study. J Gastroenterol 51: 883–890, 2016.

[14]Uraoka T, Tanaka S, Oka S, et al. Feasibility of a novel colonoscope with extra-wide angle of view: a clinical study. Endoscopy 47: 444–448, 2015.

[15]Sato T. TXI: texture and color enhancement imaging for endo-scopic image enhancement. J Healthc Eng 2021: 5518948, 2021.

[16]Tamai N, Horiuchi H, Matsui H, et al. Visibility evaluation of colorectal lesion using texture and color enhancement imaging with video. DEN open 2: e90, 2022.

[17]Osawa H, Yamamoto H. Present and future status of flexible spectral imaging color enhancement and blue laser imaging technology. Dig Endosc 26（Suppl 1）: 105–115, 2014.

[18]Yoshida N, Dohi O, Inoue K, et al. Blue laser imaging, blue light imaging, and linked color imaging for the detection and characterization of colorectal tumors. Gut Liver 13: 140–148, 2019.

[19]Majima A, Dohi O, Takayama S, et al. Linked color imaging identifies important risk factors associated with gastric cancer after successful eradication of Helicobacter pylori. Gastrointest Endosc 90: 763–769, 2019.

[20]Yoshida N, Dohi O, Inoue K, et al. The efficacy of tumor characterization and tumor detectability of linked color imaging and blue laser imaging with an LED endoscope compared to a LASER endoscope. Int J Colorectal Dis 35: 815–825, 2020.

[21]Nagorni A, Bjelakovic G, Petrovic B. Narrow band imaging versus conventional white light colonoscopy for the detection of colorectal polyps. Cochrane Database Syst Rev 1: CD008361, 2012.

[22]Dinesen L, Chua TJ, Kaffes AJ. Meta-analysis of narrow-band imaging versus conventional colonoscopy for adenoma detection. Gastrointest Endosc 75: 604–611, 2012.

[23]Horimatsu T, Sano Y, Tanaka S, et al. Next-generation narrow band imaging system for colonic polyp detection: a prospective multicenter randomized trial. Int J Colorectal Dis 30: 947–954, 2015.

[24]Rex DK, Clodfelter R, Rahmani F, et al. Narrow-band imaging versus white light for the detection of proximal colon serrated lesions: a randomized, controlled trial. Gastrointest Endosc 83: 166–171, 2016.

[25]Atkinson NSS, Ket S, Bassett P, et al. Narrow-band imaging for detection of neoplasia at colonoscopy: A meta-analysis of data from individual patients in randomized controlled trials. Gastroenterology 157: 462–471, 2019.

[26]Yoshida N, Inoue K, Dohi O, et al. Analysis of texture and color enhancement imaging for improving the visibility of non-polypoid colorectal lesions. Dig Dis Sci 2022 [Epub ahead of print] .

[27]Ikematsu H, Sakamoto T, Togashi K, et al. Detectability of colorectal neoplastic lesions using a novel endoscopic system with blue laser imaging: a multicenter randomized controlled trial. Gastrointest Endosc 86: 386–394, 2017.

[28]Shimoda R, Sakata Y, Fujise T, et al. The adenoma miss rate of blue-laser imaging vs. white-light imaging during colonoscopy: a randomized tandem trial. Endoscopy 49: 186–190, 2017.

[29]Min M, Deng P, Zhang W, et al. Comparison of linked color imaging and white-light colonoscopy for detection of colorectal polyps: a multicenter, randomized, crossover trial. Gastrointest Endosc 86: 724–730, 2017.

[30]Fujimoto D, Muguruma N, Okamoto K, et al. Linked color imaging enhances endoscopic detection of sessile serrated adenoma/polyps. Endosc Int Open 6: E322–334, 2018.

[31]Paggi S, Mogavero G, Amato A, et al. Linked color imaging reduces the miss rate of neoplastic lesions in the right colon: a randomized tandem colonoscopy study. Endoscopy 50: 396–402, 2018.

[32]Dos Santos CEO, Malaman D, Yoshida N, et al. Blue laser imaging: a new image-enhanced endoscopy for the diagnosis of colorectal lesions. Eur J Gastroenterol Hepatol 30: 1514–1520, 2018.

[33]Shinozaki S, Kobayashi Y, Hayashi Y, et al. Colon polyp detection using linked color imaging compared to white light imaging: Systematic review and meta-analysis. Dig Endosc 32: 874–881, 2020.

[34]Miyaguchi K, Takabayashi K, Saito D, et al. Linked color imaging versus white light imaging colonoscopy for colorectal adenoma detection: A randomized controlled trial. J Gastroenterol Hepatol 36: 2778–2784, 2021.

[35]Aniwan S, Vanduangden K, Kerr SJ, et al. Linked color imaging, mucosal exposure device, their combination, and standard colonoscopy for adenoma detection: a randomized trial. Gastrointest Endosc 94: 969–977, 2021.

[36]Leung WK, Guo CG, Ko MKL, et al. Linked color imaging versus narrow-band imaging for colorectal polyp detection: a prospective randomized tandem colonoscopy study. Gastrointest Endosc 91: 104–112, 2020.

[37]Yoshida N, Inada Y, Yasuda R, et al. Additional thirty seconds observation with linked color imaging improves detection of missed polyps in the right-sided colon. Gastroenterol Res Pract 2018: 5059834, 2018.

[38]Yoshida N, Hisabe T, Ikematsu H, et al. Comparison between linked color imaging and blue laser imaging for improving the visibility of flat colorectal polyps: A multicenter pilot study. Dig Dis Sci 65: 2054–2062, 2020.

[39]Yoshida N, Hayashi Y, Kashida H, et al. Images of laser and light-emitting diode colonoscopy for comparing large colorectal lesion visibility with linked color imaging and white light imaging. Dig Endosc 2022 [Epub ahead of print] .

[40]Mori Y, Neumann H, Misawa M, et al. Artificial intelligence in colonoscopy—Now on the market. What's next? J Gastroenterol Hepatol 36: 7–11, 2021.

[41]Yoshida N, Inoue K, Tomita Y, et al. An analysis about the function of a new artificial intelligence, CAD EYE with the lesion recognition and diagnosis for colorectal polyps in clinical practice. Int J Colorectal Dis 36: 2237–2245, 2021.

[42]Neumann H, Kreft A, Sivanathan V, et al. Evaluation of novel LCI CAD EYE system for real time detection of colon polyps. PLoS One 16: e0255955, 2021.

Summary

Recent Advancements in Image Enhanced Endoscopy for Colorectal Polyp Detection

Naohisa Yoshida[1], Ken Inoue,
Ryohei Hirose, Osamu Dohi,
Yutaka Inada[2], Takaaki Murakami[3],
Yasutaka Morimoto[4], Yoshito Itoh[1]

Although IEE (image enhanced endoscopy) in colonoscopy has been used in lesion detection, new endoscopic equipment are being developed to improve its accuracy. Therefore, endoscopes with light-emitting diodes as a light source, which are distinct from xenon and laser lights, have been introduced. Thus, even though observation techniques are verified from time to time, observations using special modes, such as narrow-band imaging, blue laser imaging (blue light imaging) , and linked color imaging prevent lesion detection misses and oversights. Based on these facts, IEE has been suggested to be more useful than white light observation. Thus, this paper details the usefulness of IEE for finding colonic lesions.

[1]Department of Molecular Gastroenterology and Hepatology, Kyoto Prefectural University of Medicine, Graduate School of Medical Science, Kyoto, Japan.

[2]Department of Gastroenterology, Japanese Red Cross Kyoto Daiichi Hospital, Kyoto, Japan.

[3]Department of Gastroenterology, Aiseikai Yamashina Hospital, Kyoto, Japan.

[4]Department of Gastroenterology, Saiseikai Kyoto Hospital, Kyoto, Japan.

图像增强大肠内镜检查的最前沿

——性质诊断

佐野 互[1]

杉村 直毅

平田 大善

岩館 峰雄

服部 三太

藤田 幹夫

佐野 寧

摘要 ● 现在，有关图像增强大肠内镜观察进行大肠病变性质判断，已经从白光非放大内镜观察时代，经过染色内镜放大，向NBI观察为主流时代逐渐变迁。以NBI诊断作为目标，JNET分类在日本已被广泛使用。迄今为止报道的JNET分类的验证性研究的结果大致是良好的，但在JNET Type 1中也包含癌前病变无蒂锯齿状病变（sessile serrated lesion，SSL）；在凹陷型腺瘤中也有观察不到普通腺瘤中所见的Type 2A的情况；Type 3原则上推荐外科切除，但是在Type 2B中也需要注意通过色素放大观察进行浸润深度诊断。

关键词 图像增强内镜　JNET 分类　sessile serrated lesion 凹陷型腺瘤　O-ring sign

[1] 佐野病院消化器センター　〒655-0031 神戸市垂水区清水が丘 2 丁目 5-1
E-mail : watasano@yahoo.co.jp

前言

大肠病变的性质诊断，从只能进行白光和非放大观察的时代开始，逐步向放大内镜、色素放大观察（pit pattern 观察）及 NBI（narrow band imaging，奥林巴斯公司制造）观察为主流时代变迁。此外，最近使用超放大内镜和人工智能（artificial intelligence，AI）进行大肠病变性质诊断也备受瞩目。

NBI 观察定位于图像增强内镜中的光学数字方法。迄今为止，使用 NBI 进行大肠病变性质诊断（肿瘤 / 非肿瘤的鉴别，癌 / 非癌的鉴别，癌的深度诊断）的指标，除了最初提出的佐野分类之外，还有国际分类的 NICE（NBI International Colorectal Endoscopic）分类、现在在日本广泛使用的 JNET（the Japan NBI Expert Team）分类（**表1**）等。

在本文中，我们将阐述 NBI 分类确立的历史背景、JNET 分类的验证性研究的结果及其问题点和注意事项。另外，针对利用超放大内镜、人工智能进行大肠病变性质诊断，参照相关的其他项目。

JNET分类确立前的历史

NBI 的开发始于 20 世纪 90 年代后期，作为"攻克癌症新的 10 年战略"的一环，进行的内镜分光测量系统为开端的研究。在这项研究中，当使用 415nm 的窄带光观察时，传统白光发现难以观察的微血管像，对比度能够得到提高，1999 年开始开发使用该窄带光的 NBI 内镜系统。之后，通过国内外医生的积极研究，研究了 NBI 的医学有用性，2006 年开发了搭载 NBI 的新一代内镜系统 EVIS LUCERA SPECTRUM（奥林巴斯公司制造）。

表1 JNET分类

NBI	Type 1	Type 2A	Type 2B	Type 3
微血管形态	·不能识别*	·口径规则 ·均一分布（网格状、螺旋状）**	·口径不同 ·不均一分布	·乏血管区域 ·出现中断的粗大血管
微表面结构	·规则的黑色或白点 ·和周围正常黏膜相类似	·规则（管状、树枝状、乳头状）	·不规则或不清晰	·出现无结构区域
预测组织类型	增生性息肉/无蒂锯齿状病变	低异型度黏膜内肿瘤	高异型度黏膜内肿瘤/黏膜下层轻度浸润癌†	黏膜下层深部浸润癌

JNET: Japan NBI Expert Team，日本NBI专家团队。

*：能够识别的时候，与周围正常黏膜直径相同；**：凹陷型病变中，微血管常常呈点状分布，不能观察到规则的网状或螺旋状血管；†：往往含有黏膜下层深部浸润癌。

［根据 "Sano Y, et al. Narrow-band imaging（NBI）magnifying endoscopic classification of colorectal tumors proposed by the Japan NBI Expert Team. Dig Endosc2016，28：526-533" 制定］

同年，佐野等在世界上率先发表了佐野分类，报告了 NBI 观察在大肠病变性质诊断中的有用性。该分类根据大肠病变的血管模式（capillary pattern），大致分为 I、II、III 型，I 型为非肿瘤，II 型为腺瘤，III 型为癌。III 型又分为 III A 型和 III B 型两个亚分类，其中 III A 型提示黏膜内癌（M 癌）及黏膜下层浅浸润癌（SM1 癌），III B 型提示黏膜下层深部浸润癌（SM2 以深癌）。

之后，日本国内发表了 3 个具有代表性的 NBI 扩大分类：广岛分类、昭和分类、慈惠分类。佐野分类和昭和分类仅根据血管所见进行分类，而广岛分类、慈惠分类中加入了 pit 样的表面结构（surface pattern）。同时期，不仅是在日本，在海外也发表了独自的 NBI 分类，诊断标准众多，有必要进行统一分类。

因此，为了制定国际统一分类，来自世界各国的内镜医生聚集在一起，2009 年结肠肿瘤国际组织（Colon Tumor NBI International Group，CTNIG）这一国际共同研究组织成立。随后，反复召开国际会议，发表了即使放大观察不普及的海外也可以使用的 NICE 分类这一 NBI 国际分类。另一方面，在日本，为了统一佐野分类、广岛分类、昭和分类、慈惠分类这 4 个 NBI 放大分类，日本全国的内镜医生聚集在一起，于 2011 年成立了名为 JNET 的团队。

然后，反复讨论，终于在 2014 年发表了本国独自的 NBI 放大统一分类——JNET 分类（**表1**）。

虽然是完成了 JNET 分类的制定，但在实际临床上对大肠病变性质诊断上到底多有效呢？为了验证这一点，以日本为中心，在世界各国都开始了验证性研究。

JNET分类的验证性研究及其问题点

作为 NBI 国际分类的 NICE 分类，根据 NBI 观察（不论放大或非扩大）病变的色调（color）、血管（vessels）、表面结构（surface pattern），分为 1、2、3 型。NICE 1 型提示增生性息肉（hyperplastic polyp, HP）、SSL（sessile serrated lesion）；NICE 2 型提示腺瘤、M 癌、SM1 癌；NICE 3 型提示 SM2 以深的癌。

另一方面，在日本确立的 JNET 分类（**表1**），根据 NBI 放大观察的血管形态（vessel pattern）和表面结构（surface pattern），分为 Type 1、2A、2B、3 四种分型，JNET Type 1 提示 HP、SSL，Type 2A 提示腺瘤，Type 2B 提示 M 癌、SM1 癌，Type 3 提示 SM2 以深癌。相当于 NICE 分类的 2 型分为 JNET 的 Type 2A 和 Type 2B 两个亚型。并且，最初发表的佐野分类仅通过血管形态进行分类，与之相比，NICE 分类、JNET 分类中加入了表面结构（surface

表2 JNET分类对大肠病变的诊断能力

	Type 1	Type 2A	Type 2B	Type 3	报告者（报告年份）
准确率	99.3%	77.1%	78.1%	96.6%	住友等（2017）
	98.5%	90.9%	87.4%	94.0%	驹田等（2017）
	93%	87%	93%	98%	小林等（2019）
	95.9%	94.1%	96.8%	99.3%	小山等（2022）
灵敏度	87.5%	74.3%	61.9%	55.4%	住友等（2017）
	85.7%	96.0%	75.6%	29.4%	驹田等（2017）
	75%	91%	42%	35%	小林等（2019）
	73%	88%	56%	51%	张等（2020）
	78.1%	98.0%	43.5%	83.3%	小山等（2022）
特异度	99.9%	92.7%	82.8%	99.8%	住友等（2017）
	99.5%	81.9%	90.5%	100%	驹田等（2017）
	96%	70%	95%	100%	小林等（2019）
	99%	72%	91%	100%	张等（2020）
	98.6%	76.5%	99.1%	99.5%	小山等（2022）
PPV	97.5%	98.3%	50.9%	95.2%	住友等（2017）
	92.3%	90.3%	67.3%	100%	驹田等（2017）
	74%	92%	26%	93%	小林等（2019）
	89.1%	94.9%	66.7%	62.5%	小山等（2022）
NPV	99.4%	38.7%	88.2%	96.6%	住友等（2017）
	98.9%	92.1%	93.4%	93.8%	驹田等（2017）
	96%	67%	98%	98%	小林等（2019）
	96.8%	89.7%	97.6%	99.8%	小山等（2022）

PPV：阳性预测值（positive predictive value）；NPV：阴性预测值（negative predictive value）。

pattern）进行分类。在强调血管形态而开发的 NBI 观察中，逐渐地认识到 pit 样表面结构（surface pattern），日本国内外也认识到表面结构和血管形态同时观察在大肠病变性质诊断中重要性。

使用 JNET 分类评价 NBI 放大观察对大肠病变诊断能力的验证性研究的结果如**表2**所示。各分型的准确率均较高，是很好的指标。此外，JNET 分型不仅在 NBI 中有用，即使在使用 BLI（blue laser imaging，富士胶片公司）或 i-scan（HOYA-PENTAX 公司制造）的情况下，也与 NBI 具有同等的诊断能力，对大肠病变的性质诊断有用。另一方面，从灵敏度上看，特别是 Type 2B、3 很低。这意味着 M 癌，SM1 癌不能正确诊断为 Type 2B，一部分病变被诊断为其他型（多为 Type 2A），另外，SM2 以深癌不

能正确诊断为 Type 3，一部分病变被诊断为其他型（多为 Type 2B）。Type 3 的 PPV（positive predictive value）较高，因此诊断为 Type 3 的病变很有可能是 SM2 以深癌，原则上建议进行外科切除。但 Type 2B 的 PPV 较低，需要追加研究。也就是说，如前所述的诊断为 Type 2B 的病变中含有一定数量的 SM2 以深癌，对于这样的病变，即使进行了有出血、穿孔风险的内镜黏膜切除术（endoscopic mucosal resection，EMR）或内镜黏膜下剥离术（endoscopic submucosal dissection，ESD）等内镜下治疗，也有可能需要追加外科手术切除。

对此，Sumimoto 等根据 vessel pattern（血管形态）及 surface pattern（表面结构）的不规则，将 2B 型分为轻度的 Type 2B-low 和高度的 Type 2B-high 两个亚型，并对其诊断能力

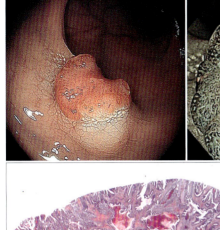
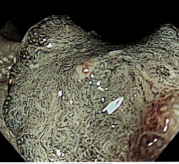
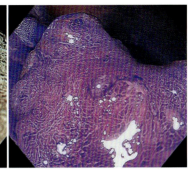
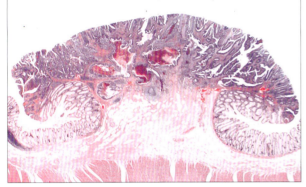

a	b	c
d		

图1［病例1］JNET Type 2B的SM深部浸润癌一例。
50岁，男性

a 白光内镜图像。直肠下部可见直径约10mm、发红并伴有凹陷的隆起型病变。

b NBI放大内镜图像。凹陷面可见分布不均一、口径不同的微血管，表面结构不规则，没有明显的乏血管区域和无结构区域，诊断为JNET Type 2B。

c 结晶紫色放大内镜图像。凹陷面可见内腔狭小、边缘不整、轮廓不清楚的pit，未见明显的无结构区域，诊断为V$_1$高度不整。

d 组织病理像。病理组织学诊断：tub1+tub2，pT1b（3000μm），Ly0、V0、BD1、N0的SM深部浸润癌。

进行了研究。其结果是 Type 2B-low 中含有腺瘤～SM1 癌，但不包含 SM2 以深癌，全部是内镜治疗的适应证。然而 Type 2B-high 包括 M 癌～SM2 以深癌，推荐外科切除的诊断能力低，需通过色素放大观察等进行追加检查。日常诊疗中检出 JNET Type 2B 病变时，是否应该进一步亚分类为 Type 2B-low、2B-high 尚不能得出结论，至少对于 Type 2B 病变，仅通过 NBI 观察的诊断是有限的，现阶段追加色素放大观察来决定治疗方案是现实的。在这一点上，将来能否通过 AI 的引入来解决是值得研究的。

在**图1**中呈现出 JNET Type 2B，但由于追加色素放大观察，发现 V$_1$ 高度不整的 pit pattern，因此提示是一例需进行外科切除的 SM2 以深癌的病例［**病例1**］。

JNET分类的注意事项

1. JNET Type 1

HP、SSL 都是褪色调的平坦隆起型病变，被认为是 NICE 或 JNET Type 1。因此，HP 与 SSL 的鉴别往往比较困难，但对于左侧大肠（特别是直肠、S 状结肠）较多的是 HP，对于右侧大肠较多的是 SSL。有相应文献报道了 SSL 的内镜所见特征，可以和 HP 相鉴别，具体如下：①白光观察可见黏液附着（mucous cap，黏液帽），②NBI 观察可见黏液附着（red cap sign，红帽征），③白光及 NBI 观察可见积云样外观（cloud-like suface），④NBI 观察可见黏膜表层扩张的树枝状血管（dilated and branching vessels），⑤NBI 观察可见隐窝开口扩张（expanded crypt openings）（相当于开Ⅱ型 pit 开大的 pit 样结构），⑥色素观察可见开Ⅱ型 pit（反映了产生丰富黏液开大的Ⅱ型 pit）

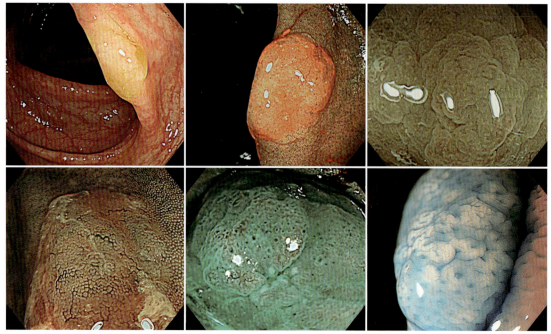

a	b	c
d	e	f

图2 SSL的特征性内镜图像

a 白光内镜观察黏液附着（mucous cap，黏液帽）。

b NBI观察可见黏液附着（red cap sign，红帽征）。

c 白光及NBI观察可见积云样外观（cloud-like suface）。

d NBI观察可见黏膜表层扩张的树枝状血管（dilated and branching vessels）。

e NBI观察可见隐窝开口扩张（expanded crypt openings）（相当于开Ⅱ型pit开大的pit样结构）。

f 色素观察可见开Ⅱ型pit（反映了产生丰富黏液开大的Ⅱ型pit）。

等（**图2**）。与良性疾病的HP相比，SSL考虑为癌前病变，推荐内镜下切除。因此，在这样的内镜所见的情况下，即使是NICE或JNET Type 1也希望切除。另外，根据笔者等进行的792例NICE或JNET Type 1病变的研究，这些病变为SSL的概率随着尺寸的增大而变高，5 mm以下的为0.7%，6～9 mm的为29.0%，10 mm以上的为70%。

另外，在SSL癌变过程中，发现伴随着各种细胞异型。伴随着细胞异型或癌的SSL在色素放大观察中除了可见Ⅱ型或开Ⅱ型pit之外，还呈Ⅲ、Ⅳ、Ⅴ型pit，NBI放大观察中除了呈JNET type 1之外，也可见Type 2A、2B、3。这种病变往往尺寸较大，但从正确的病理诊断、预防残留复发的观点来看，最好一并切除。另外，根据作者等进行的326例SSL的研究，

SSL伴随细胞异型的概率整体为8.0%，这个概率随着尺寸的增加而增加，6～9 mm的为6.0%，10 mm以上的为13.6%，5 mm以下的不伴有细胞异型。

2. JNET Type 2A

JNET分类的Type 2A大致在病理组织学上意味着腺瘤，其血管形态（vessel pattern）被认为是"口径整齐的网状、螺旋状血管均匀分布"（**表1**）。反映这种扩张的肿瘤血管，腺瘤性息肉在NBI观察中多被认为是茶褐色区域（brownish area），但在Type 2A观察中要注意的是"在凹陷型病变中微血管多呈点状分布，有时也观察不到整齐的网状、螺旋状血管"。从这样的背景来看，藤井提出了把凹陷型肿瘤的NBI特征称为"O-ring sign"（"O"环征）的观点，即：①凹陷型肿瘤的特征是围绕凹

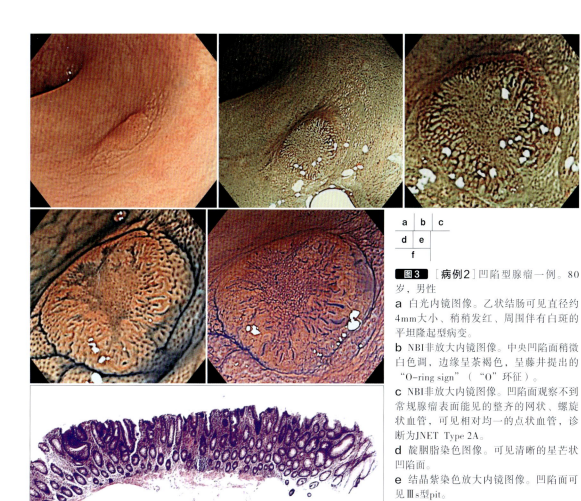

a	b	c
d	e	
f		

图3 ［病例2］凹陷型腺瘤一例。80岁，男性

a 白光内镜图像。乙状结肠可见直径约4mm大小、稍稍发红、周围伴有白斑的平坦隆起型病变。

b NBI非放大内镜图像。中央凹陷面稍微白色调，边缘呈茶褐色，呈藤井提出的"O-ring sign"（"O"环征）。

c NBI非放大内镜图像。凹陷面观察不到常规腺瘤表面能见的整齐的网状、螺旋状血管，可见相对均一的点状血管，诊断为JNET Type 2A。

d 靛胭脂染色图像。可见清晰的星芒状凹陷面。

e 结晶紫染色放大内镜图像。凹陷面可见Ⅲs型pit。

根据以上诊断为凹陷性腺瘤，进行了息肉切除术。

f 组织病理像。病理组织学诊断：伴有轻度～中度异型的管状腺瘤。

陷面及其边缘的反应性隆起为特征；②凹陷面的pit有Ⅲs型主体的小型管状腺管密集存在，NBI放大观察可见散在的微小毛细血管，呈白色～正常色调；③反应性隆起部的pit是以ⅢL样的Ⅰ型为特征的正常黏膜，在NBI放大观察中可清楚地看到凹陷面边缘的粗大血管，在NBI观察中被认为是茶褐色区域（brownish area）。从以上可以看出，多数的凹陷性肿瘤，NBI观察中，茶褐色区域（brownish area）环状围绕呈白色～正常色调的凹陷面，这就称为"O-ring sign"（"O"环征）。**图3**提示凹陷性腺瘤的一例病例［**病例2**］。

今后的展望

2014年发表的JNET分类以日本为中心扩展到了全世界。但是，从目前为止的验证性研究的结果来看，通过内镜医生的眼睛来进行NBI放大观察大肠病变性质诊断，即使在画质提高的现在也不得不感到受限。如果以进一步提高诊断能力为目标，不仅是提高画质的清晰度，也期待提升AI技术（机器的眼睛）。详细情况让给其他项目，作为基于AI的自动诊断支援系统，EndoBRAIN®（奥林巴斯公司制造）和CAD EYE™（富士公司制造）已经上市。此外，也报道了很多的关于使用 AI 进行大肠病变性质诊断的研究。病变性质诊断与治疗直接相关，如果 AI 能够辅助内镜医生进行诊断，使诊断能力更进一步提高，患者可以得到更适当的治疗，医疗质量也会提高，期待今后更进一步的开发。

结语

　　本文以使用 JNET 分类的 NBI 放大观察为中心，阐述了通过图像强调观察的大肠病变性质诊断。但是在实际临床中，仅通过 NBI 观察难以诊断的情况也不少。在这种情况下，仅通过 NBI 观察无法解决，常规观察（白光）加上色素放大观察并进行综合判断是有必要的。在使用 JNET 分类的 NBI 放大观察中，在 JNET Type 1 中也存在癌前病变的 SSL，在凹陷型腺瘤中也有观察不到的在常规腺瘤中发现的 JNET Type 2A，Type 3 中 SM2 以深癌的可能性很高，原则上建议进行外科切除，但是对于 Type 2B 为了确定治疗方案，特别要注意需要通过追加色素放大观察进行浸润深度诊断。

参考文献

[1]Sano Y, Horimatsu T, Fu KI, et al. Magnifying observation of microvascular architecture of colorectal lesions using a narrow-band imaging system. Dig Endosc 18（Suppl 1）: S44–51, 2006.

[2]Tanaka S, Sano Y. Aim to unify the narrow band imaging （NBI）magnifying classification for colorectal tumors: current status in Japan from a summary of the consensus symposium in the 79th Annual Meeting of the Japan Gastroenterological Endoscopy Society. Dig Endosc 23（Suppl 1）: 131–139, 2011.

[3]Sano Y, Tanaka S, Kudo SE, et al. Narrow-band imaging （NBI）magnifying endoscopic classification of colorectal tumors proposed by the Japan NBI Expert Team. Dig Endosc 28: 526–533, 2016.

[4]Ikematsu H, Matsuda T, Emura F, et al. Efficacy of capillary pattern type IIIA/IIIB by magnifying narrow band imaging for estimating depth of invasion of early colorectal neoplasms. BMC Gastroenterol 10: 33, 2010.

[5]Kanao H, Tanaka S, Oka S, et al. Narrow-band imaging magnification predicts the histology and invasion depth of colorectal tumors. Gastrointest Endosc 69: 631–636, 2009.

[6]Wada Y, Kudo SE, Kashida H, et al. Diagnosis of colorectal lesions with the magnifying narrow-band imaging system. Gastrointest Endosc 70: 522–531, 2009.

[7]斎藤彰一，二上敏樹，相原弘之，他．NBI拡大観察d．慈恵分類—血管模様分類と深達度診断の関係性．Intestine 13: 209–213, 2009.

[8]East JE, Suzuki N, Bassett P, et al. Narrow band imaging with magnification for the characterization of small and diminutive colonic polyps: pit pattern and vascular pattern intensity. Endoscopy 40: 811–817, 2008.

[9]Rastogi A, Keighley J, Singh V, et al. High accuracy of narrow band imaging without magnification for the real-time characterization of polyp histology and its comparison with high-definition white light colonoscopy: a prospective study. Am J Gastroenterol 104: 2422–2430, 2009.

[10]Sumimoto K, Tanaka S, Shigita K, et al. Clinical impact and characteristics of the narrow-band imaging magnifying endoscopic classification of colorectal tumors proposed by the Japan NBI Expert Team. Gastrointest Endosc 85: 816–821, 2017.

[11]Komeda Y, Kashida H, Sakurai T, et al. Magnifying Narrow Band Imaging （NBI）for the Diagnosis of Localized Colorectal Lesions Using the Japan NBI Expert Team （JNET）Classification. Oncology 93（Suppl 1）: 49–54, 2017.

[12]Kobayashi S, Yamada M, Takamaru H, et al. Diagnostic yield of the Japan NBI Expert Team （JNET）classification for endoscopic diagnosis of superficial colorectal neoplasms in a large-scale clinical practice database. United European Gastroenterol J 7: 914–923, 2019.

[13]Koyama Y, Fukuzawa M, Kono S, et al. Diagnostic efficacy of the Japan NBI Expert Team classification with dual-focus magnification for colorectal tumors. Surg Endosc 36: 5032–5040, 2022.

[14]Zhang Y, Chen HY, Zhou XL, et al. Diagnostic efficacy of the Japan Narrow-band-imaging Expert Team and Pit pattern classifications for colorectal lesions: A meta-analysis. World J Gastroenterol 26: 6279–6294, 2020.

[15]Ito R, Ikematsu H, Murano T, et al. Diagnostic ability of Japan Narrow-Band Imaging Expert Team classification for colorectal lesions by magnifying endoscopy with blue laser imaging versus narrow-band imaging. Endosc Int Open 9: E271–277, 2021.

[16]Lee JS, Jeon SW, Kwon YH. Comparative study of narrow-band imaging and i-scan for predicting the histology of intermediate-to-large colorectal polyps: a prospective, randomized pilot study. Clin Endosc 54: 881–887, 2021.

[17]Sumimoto K, Tanaka S, Shigita K, et al. Diagnostic performance of Japan NBI Expert Team classification for differentiation among noninvasive, superficially invasive, and deeply invasive colorectal neoplasia. Gastrointest Endosc 86: 700–709, 2017.

[18]Tadepalli US, Feihel D, Miller KM, et al. A morphologic analysis of sessile serrated polyps observed during routine colonoscopy （with video）. Gastrointest Endosc 74: 1360–1368, 2011.

[19]Nakao Y, Saito S, Ohya T, et al. Endoscopic features of colorectal serrated lesions using image-enhanced endoscopy with pathological analysis. Eur J Gastroenterol Hepatol 25: 981–988, 2013.

[20]Hazewinkel Y, Lopez-Ceron M, East JE, et al. Endoscopic features of sessile serrated adenomas: validation by international experts using high-resolution white-light endoscopy and narrow-band imaging. Gastrointest Endosc 77: 916–924, 2013.

[21]Yamada M, Sakamoto T, Otake Y, et al. Investigating endoscopic features of sessile serrated adenomas/polyps by using narrow-band imaging with optical magnification.

Gastrointest Endosc 82: 108–117, 2015.

[22]Yamashina T, Takeuchi Y, Uedo N, et al. Diagnostic features of sessile serrated adenoma/polyps on magnifying narrow band imaging; a prospective study of diagnostic accuracy. J Gastroenterol Hepatol 30: 117–123, 2015.

[23]Kimura T, Yamamoto E, Yamano HO, et al. A novel pit pattern identifies the precursor of colorectal cancer derived from sessile serrated adenoma. Am J Gastroenterol 107: 460–469, 2012.

[24]Sano W, Sano Y, Iwatate M, et al. Prospective evaluation of the proportion of sessile serrated adenoma/polyps in endoscopically diagnosed colorectal polyps with hyperplastic features. Endosc Int Open 3: E354–358, 2015.

[25]Sano W, Hirata D, Teramoto A, et al. Serrated polyps of the colon and rectum: Remove or not? World J Gastroenterol 26: 2276–2285, 2020.

[26]Murakami T, Sakamoto N, Ritsuno H, et al. Distinct endoscopic characteristics of sessile serrated adenoma/polyp with and without dysplasia/carcinoma. Gastrointest Endosc 85: 590–600, 2017.

[27]Murakami T, Sakamoto N, Fukushima H, et al. Usefulness of the Japan narrow-band imaging expert team classification system for the diagnosis of sessile serrated lesion with dysplasia/carcinoma. Surg Endosc 35: 4528–4538, 2021.

[28]Sano W, Fujimori T, Ichikawa K, et al. Clinical and endoscopic evaluations of sessile serrated adenoma/polyps with cytological dysplasia. J Gastroenterol Hepatol 33: 1454–1460, 2018.

[29]藤井隆広. NBIによる大腸表面型腫瘍のスクリーニング. 胃と腸 52: 1210–1214, 2017.

[30]Kudo SE, Misawa M, Mori Y, et al. Artificial intelligence-assisted system improves endoscopic identification of colorectal neoplasms. Clin Gastroenterol Hepatol 18: 1874–1881, 2020.

[31]Yoshida N, Inoue K, Tomita Y, et al. An analysis about the function of a new artificial intelligence, CAD EYE with the lesion recognition and diagnosis for colorectal polyps in clinical practice. Int J Colorectal Dis 36: 2237–2245, 2021.

[32]Okamoto Y, Yoshida S, Izakura S, et al. Development of multi-class computer-aided diagnostic systems using the NICE/JNET classifications for colorectal lesions. J Gastroenterol Hepatol 37: 104–110, 2022.

Summary

Diagnosis of Colorectal Lesions Using Image Enhanced Endoscopy

Wataru Sano[1], Naoki Sugimura,
Daizen Hirata, Mineo Iwatate,
Santa Hattori, Mikio Fujita,
Yasushi Sano

Recently, the qualitative and quantitative diagnostic methods using image-enhanced colonoscopy have transitioned from the usage of non-magnified white light to magnified chromoendoscopic visualization and finally to NBI (narrow band imaging) visualization, which is the most commonly used method now. JNET (the Japan NBI Expert Team) classification is widely used in Japan as an index for diagnosis using magnified NBI. Although several validation studies for the JNET classification reported to date are generally favorable, it is essential to consider the following three points: 1) JNET Type 1 lesions include pre-cancerous sessile serrated lesions, 2) Type 2A findings as observed in conventional adenomas may not be observed in depressed adenomas, and 3) surgical excision is recommended for Type 3 lesions, while Type 2B lesions require an in-depth diagnosis by additional magnified chromoendoscopic visualization.

[1]Gastrointestinal Center, Sano Hospital, Kobe, Japan.

溃疡性结肠炎相关肿瘤的内镜诊断最前沿

渡边 宪治 [1]

藤平 雄太郎

志水 和麻

八木 聪一

贺来 宏司

池之内 真衣子

佐藤 寿行

河合 幹夫

上小鹤 孝二

横山 阳子

摘要● 溃疡性结肠炎的内镜监测并非单独进行的检查，而是在日常临床工作以内镜下病变缓解为目标的T2T（treat to target）（以治疗为目标）诊疗方针中，为了客观评价病变而实施内镜检查的同时，而进行内镜下监测。其发现目标应该是能够进行内镜下切除和具有良好预后的病变，往往期待能发现的是低级别异型增生（low grade dysplasia）。因此，应该使用提高背景黏膜和病变对比度的观察方法。尽管色素内镜观察对于溃疡性结肠炎相关性肿瘤的存在诊断、范围诊断是有用的，但往往检查需要较长时间。近年来，逐渐认识到NBI（narrow band imaging）观察的有用性。今后，由于预计监测对象患者会进一步增加，因此在确保精度高的同时，希望能够实施高效率的内镜监测。

关键词 溃疡性结肠炎　溃疡性结肠炎相关肿瘤
UC associated neoplasia（UCAN）　监测内镜检查
NBI（narrow band imaging）

[1] 兵庫医科大学炎症性腸疾患センター内科　〒663-8501 西宮市武庫川町 1-1
E-mail：ke-watanabe@hyo-med.ac.jp

前言

溃疡性结肠炎（ulcerative colitis, UC）的日本国内患者数持续增加，据报道在特定疾病中最多已经超过了20万人。在世界上也仅次于美国，成为第二位，而且只有少数专家能够给患者诊疗解决问题。但是，近年来，诊疗上有显著的进步，新的作用机制的药物不断推出。与治疗进步同等重要的是设定客观的治疗目标，一边对其进行客观监测，一边以达到目标为宗旨的诊疗方针，即引入 T2T（treat to target）（以治疗为目标）的实践现场。这样就像车辆的两个轮子一样，由于同时有诊疗方针和治疗的进步，如果 UC 患者的炎症消退的内镜下病变缓解状态能够长期维持，基于炎症致癌机制的 UC 相关肿瘤（UC associated neoplasia，UCAN）发生数今后将进一步减少。

另一方面，国内的长期病程的 UC 病例确实在增加，高龄患者也在增加。也就是说，监测内镜检查（surveillance colonoscopy，SC）的对象病例在增加，不仅高精度，而且高效率的 SC 法也有望普及。与日本相比，实施内镜检查门槛较高的欧美国家，根据风险因素设定 SC 实施间隔等。在欧美国家认为风险较高的原发性硬化性胆管炎在日本存在较少，往往存在不匹配的一面。另外，炎症性肠病是以多样性为关键词的疾病，为了对应其多样性，相应地有 T2T 的诊疗方针。因此，笔者认为不是根据统

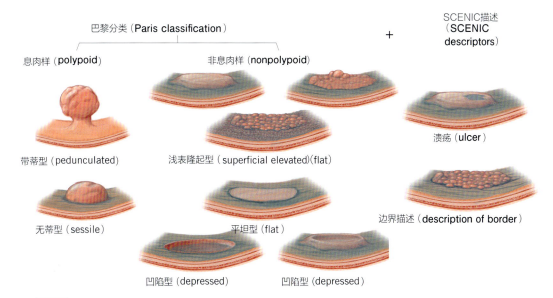

巴黎分类（Paris classification）

息肉样（polypoid） 非息肉样（nonpolypoid）

SCENIC描述（SCENIC descriptors）

带蒂型（pedunculated） 浅表隆起型（superficial elevated）(flat)

溃疡（ulcer）

无蒂型（sessile） 平坦型（flat）

边界描述（description of border）

凹陷型（depressed） 凹陷型（depressed）

图1 根据SCENIC国际共同声明制定的炎症性肠病患者发生的肿瘤性病变的形态分类用语〔转载于 "Soetikno R, et al. Paradigm shift in the surveillance and management of dysplasia in inflammatory bowel disease（West）. Dig Endosc. 2016,28：266-273"〕

一的临床背景判断，而是考虑各个 UC 病例的风险，如慢性 UC 活动性炎症持续的病例及内镜下可见伴有明显炎症治愈后萎缩发生瘢痕的病例是 UCAN 的高风险。为了提高 SC 的精度，不仅需要提高 SC 的手技，还需要研究包括 UC 治疗在内的整体诊疗方针中的定位。

综合性溃疡性结肠炎诊治的监测内镜检查

SC 是从非肿瘤的 UC 背景黏膜中发现可能性的肿瘤性病变的检查，为了提高病变的识别性，明确非肿瘤和肿瘤的边界是前提。为此，有必要尽可能地消退非肿瘤的 UC 背景黏膜的炎症，保持内镜下缓解状态的内科治疗。为了提高对 UC 的 SC 精度，除了高超的内镜观察技术之外，还需要精通此类 UC 的内科治疗。

SC 作为根据 T2T 诊疗方针的诊疗的一环，希望是至少在临床上缓解，如果可能的话，待粪便中钙黏蛋白等生物标志降低后，达到内镜下缓解，再按计划实施。也就是说，SC 并不是单独实施的，而是在 T2T 的客观内镜评价（确认治疗效果）时同时进行的。在综合的 UC 诊疗方针中列入 SC 的基础上，有必要在日常临床上进行提高 SC 精度的内科治疗。

SCENIC国际共识声明的修订

2015 年发表的炎症性肠病患者结直肠内镜下瘤变检测和管理的监测：国际共识建议（surveillance for colorectal endoscopic neoplasia detection and management in inflammatory bowel disease patients：international consensus recommendations，SCENIC）国际共识声明（international consensus stateement）是炎症性肠病 SC 最权威的共识，废除使用混乱的异型增生相关性病变或肿物（dysplasia-associated lesions or mass，DALM）这一用语，谋求统一内镜所见用语（**图1**），并取得了一定的成果。但是，同时也提出了对内镜下难以识别的隐匿性平坦异型增生（invisible flat dysplasia）的认识不足、内镜切除的适应证不明确。

2021 年 SCENIC 国际共识声明进行了若干修订。关于 SC 的观察法和活检法，在 2015 年度版中不推荐 NBI（narrow band imaging）等图像增强内镜（image-enhanced endoscopy）（文献 10 中刊载于 virtual chromoendoscopy）和靶向活检的 SC，在经过训练等条件下进行实施。另外，对于既往有肿瘤病史、活动性炎症、伴有铅管状瘢痕的大肠等 UCAN 的高危患者，除了靶向活检之外，还推荐随机活检。另一方面，保留了关于非高像素的标准像素内镜的 SC 的论述，其背景是在日本自然是使用高像素内镜，而在美国仅占 77%。

在修订后的 SCENIC 国际共识声明中，仍然还有本领域的几个课题需要讨论。

溃疡性结肠炎监测内镜检查的目标

UCAN 的内镜观察的范围诊断和深度诊断尚未确立，鉴于 UCAN 的病理学特征，即使是活检为高级别异型增生（high grade dysplasia），实际上也可能是浸润癌。将哪个恶性度的 UCAN 设定为自身 SC 的发现目标取决于内镜医生的技能，但如果以能够尝试内镜下切除的阶段发现为目标，应该将在低级别异型增生（low grade dysplasia）阶段发现作为日常临床 SC 的目标来设定。笔者自己将在直径 5 mm 以下的阶段发现低级别异型增生（low grade dysplasia），设定为日常临床 SC 的目标。如上所述，希望能够提高非肿瘤性背景黏膜和 UCAN 边界的识别性的内镜技巧是显而易见的。

近年来，越来越多的报告希望进行 UCAN 的内镜下切除，但在设定适当的适应条件的前提下，在可能成为内镜切除对象的低级别异型增生（low grade dysplasia）阶段发现 UCAN，日常临床中 SC 的方法非常重要。

溃疡性结肠炎监测内镜检查的对象及观察方法

在日本的指南中，以患病在 8 年以上的左半结肠型或全结肠型的 UC 为对象，推荐每隔 1 ~ 2 年实施 SC。但是，这只不过是一个目标，应该根据每个病例个体化探讨监测实施时间和间隔。例如，直肠型和发病 7 年以内的病例中

UCAN 的报告也是可见的。最重要的是，将内镜下病变缓解设定为 UC 的 T2T 的治疗目标，在进行内镜评价时，同时安排进行诊疗，这样也有可能早期发现意外性的 UCAN。

SC 是通过使肿瘤性病变相对于非肿瘤背景黏膜的对比度变得清晰，从而提高识别性的。近年来，随着内镜设备的发展，在 SC 中，即使不使用色素内镜观察，高像素内镜的白光观察也足够。当然，根据所发现病变的不同，数据也会不同。如果以比较明显的病变为主体计算出发现率的数据，那么白光观察组和色素内镜观察组这两组之间的差异就会变小，如果把发现比较困难的小低级别异型增生（low grade dysplasia）也包含在对象中的话，两组间存在明显差异。

显然，理论上使用色素内镜和 NBI 等来强调其对比度更能提高发现率。对于不熟悉应用 NBI 行全大肠内镜检查的 SC，或者有抵触的内镜医生来说，通过喷洒靛胭脂溶液的色素内镜观察是提高精度有用的 SC 法。在欧美也介绍了使用泵从活检孔道喷洒的方法，在不能准备这样的工具时，使用粗口径钳道、插入喷洒管、具备吸引功能的内镜，在大肠的各个部位一边喷洒靛胭脂溶液一边观察的方法被认为是可靠的。但是，色素内镜观察需要较长的检查时间。因此，在日本国内也仅限于在 UCAN 发生率高的乙状结肠和直肠中进行色素内镜观察。

另一方面，只要进行训练，在比较短的时间内能够掌握高精度的使用 NBI 等的全大肠内镜观察的 SC。该 SC 法已经证明了它的优越性，是针对散发性（sporadic）大肠肿瘤的 NBI 全大肠内镜观察的较好方法。与炎症性肠病专家相比，能够被大肠内镜专家所接受。通过 NBI 全大肠内镜观察，在日常临床中顺利进行 SC 的要点是：①内镜下缓解（Mayo 内镜评分为 0 或 1 分）时进行（因为处于活动期，图像变暗），②残留粪便等在 NBI 下呈红色残渣表现，无法观察到相应部位，使用前方送水功能进行有效清洗，③主要关注表面形态（surface pattern），有可能在筛查中发现 UCAN。笔者的具体观察步骤和内镜观察结果如**图 2**所示，很多的异型增生（dysplasia）呈褪色调，可以提高识别能力（**图 3**）。也存在等色调或褪色调的 dysplasia，但在当今的高清内镜下也是可以识别的。近年来，从一些研究中可以看出，基于图像增强内镜的 SC，与色素内镜检查相比，UCAN 的检出率相同，检查时间明显缩短。

溃疡性结肠炎监测内镜检查的活检法

欧美以往的指南中推荐每 10 cm 进行 4 块随机活检的低效活检方法。然而，日本进行了靶向活检及随机活检的多中心共同前瞻性随机对照试验（randomized controlled trial，RCT），在肿瘤发现率上，靶向活检的 SC 不亚于随机活检，而且检查时间明显缩短。因此，在日本的指南中，与随机活检相比，更推荐使用色素内镜等的靶向活检。

但是，是否只通过靶向活检进行现有的 SC，也取决于内镜医生的熟练度和思考方法。UCAN 中存在着内镜下难以辨认的 0-Ⅱb 型平坦的 dysplasia，其中多数是 low grade dysplasia，存在内镜下可能识别的病变周边。另外，孤立性的内镜下识别困难的 dysplasia 也不多。因此，至少应该意识到前者，对内镜下可以识别的 UCAN 的周边应该进行随机活检。另一方面，对于后者，随机活检的范围和次数，以及是否应该进行随机活检是没有明确的。即使在日本这一点上，也因为各家医院的设施不同而技术不统一。进行随机活检时，往往在 UCAN 发生率高的乙状结肠和直肠进行。

溃疡性结肠炎相关肿瘤的病理诊断

病理诊断对于 UCAN 的临床来说是非常重要的因素，但是专业病理医生稀少成为很大的限制。病理诊断的目的是针对肿瘤和非肿瘤、UC 非相关肿瘤和 UCAN、low grade dysplasia 和 high grade dysplasia 和 UC 相关癌等进行鉴别，例如是尝试内镜下切除还是选择外科手术等，确定着治疗方案。关于炎症性肠病监测中病理诊断的目的、方法和课题的详细情况，请参照文献 3 中的**表 3**。

在 UC 非相关肿瘤和 UCAN 的鉴别中，不仅是通常的 HE 染色，同时合用 p53 和 Ki-67 的抗体免疫组织化学染色也是有用的。然而，根据 p53 抗体种类的不同，染色性也不同，无法证明在早期发现的微小 low grade dysplasia 中 p53 蛋白过度表达病变的比例增加。因此，对于院内病理诊断中难以鉴别的病变，应向专业病理医师充分咨询后再确定治疗方案。

溃疡性结肠炎相关肿瘤的内镜切除

UCAN 的治疗原则上是外科手术。笔者认为 UC 相关癌、high grade dysplasia、多发 low grade dysplasia、范围不能判定的 low grade dysplasia，以上的 UCAN 等是外科手术的适应证。内镜活检是病变表层的诊断，对于 UCAN 应该充分意识到黏膜深层的异型度增加这一病理学特征，从而来确定治疗方案。

病理诊断对于确定治疗方案是很重要的，为了进行正确的病理诊断，进行总体活检（total biopsy）而尝试内镜下切除，以可能的 low grade dysplasia 作为对象进行范围诊断是允许的。在这种情况下，如果内镜切除标本的最终病理诊断是切缘阴性的 low grade dysplasia 等病变，则结果与进行内镜治疗相同。在日本 ESD/EMR 指南中，UCAN 不是内镜黏膜下剥离术（endoscopic submucosal dissection，ESD）/内镜黏膜切除术（endoscopic mucosal resection，EMR）的对象，而只有 UC 非相关肿瘤是治疗对象。另外，内镜切除病例是其他部位 UCAN 发生的高风险因素，之后定期的 SC 也变得重要，因此应根据需要缩短内镜监测间隔周期。在日本的多中心研究中，实施 SC 患者比非实施患者预后明显良好。

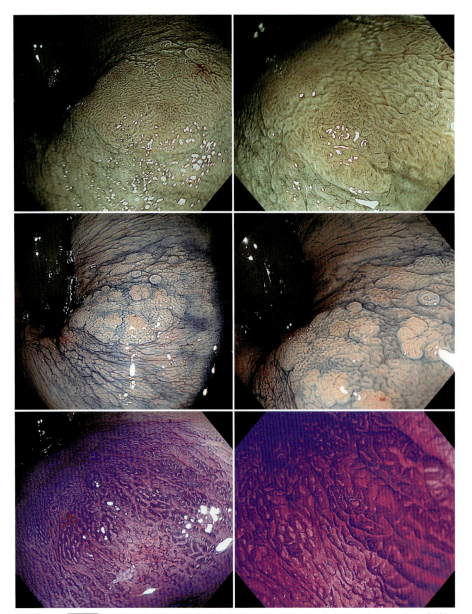

a	b
c	d
e	f

图2 NBI监测内镜下病变的观察步骤：对于可识别的茶色调的病变（**a**），直接通过NBI放大观察进行病变性质的内镜诊断（第1阶段），锁定应该进行色素放大内镜观察的有可能为肿瘤性病变（**b**）。从非肿瘤的背景黏膜向肿瘤性病变进行全周性的观察病变边缘，除了有无提示肿瘤性病变的观察结果外，观察有无溃疡性大肠炎相关肿瘤模糊的边界和IV_H型（type IV_H）样pit所见等。针对锁定病变，利用高浓度靛胭脂溶液进行色素内镜观察（**c**）。在范围诊断中，靛胭脂染色往往更容易，全周性地进行边界线（demarcation line）的观察（**d**）。最后通过结晶紫溶液进行色素放大内镜观察，确认边缘不清楚的部位（**e**），通过观察异型度最高的部位，尝试对病变进行性质诊断（**f**）。本病变的p53抗体染色阴性，但Ki-67染色显示增殖带为从底部向上型（bottom-up type），病理诊断为low grade dysplasia（转载于"渡辺憲治，他. 全大腸NBI観察による潰瘍性大腸炎サーベイランス内視鏡. Gastroenterol Endosc 2020，62：2972-2979"）

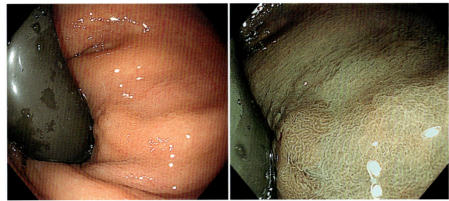

图3 NBI监测内镜发现肿瘤性病变。与白光内镜观察（**a**）相比，NBI观察（**b**）往往可识别茶色调，识别性明显提高（转载于"渡辺憲治，他. 全大腸NBI観察による潰瘍性大腸炎サーベイランス内視鏡. Gastroenterol Endosc .2020，62：2972-2979"）

结语

  UC 相关的 SC，是持续进步的 UC 诊疗中未竟的课题。不久的将来，亚洲有可能成为世界上 UC 患者最多的地区，今后也有可能不断增加 SC 的对象患者。为了这一领域今后的进步，不仅是炎症性肠病专科医生，与消化道内镜专科医生和病理医生的合作也是不可缺少的。

  笔者根据本国的这种框架，将专门针对 UCAN 的内镜所见分类的开发和对实际临床实践有用的诊断方法的开发，正在制定专家共识。日本的消化道影像诊断学是以内镜等的影像诊断所见和病理所见的精细对比为基础发展起来的。内镜诊断是病理所见的推测，这样的研究方法在欧美并不普遍。SC 的研究中，欧美往往追随于日本，希望日本在临床工作中向世界传播真正有用的知识和见解。

参考文献

[1]Turner D, Ricciuto A, Lewis A, et al. STRIDE-II: An update on the selecting therapeutic targets in inflammatory bowel disease（STRIDE）Initiative of the International Organization for the study of IBD（IOIBD）: Determining therapeutic goals for treat-to-target strategies in IBD. Gastroenterology 160; 1570-1583, 2021.

[2]Olén O, Askling J, Sachs MC, et al. Childhood onset inflammatory bowel disease and risk of cancer: a Swedish nationwide cohort study 1964-2014. BMJ 358; j3951, 2017.

[3]渡辺憲治，樋田信幸，中村志郎. 炎症性腸疾患関連腫瘍サーベイランスの精度向上に向けて. 日消誌 116; 878-890, 2019.

[4]Beaugerie L, Itzkowitz SH. Cancers complicating inflammatory bowel disease. N Engl J Med 372; 1441-1452, 2015.

[5]渡辺憲治，宮嵜孝子，樋田信幸，他. UCにおけるIEEを用いたサーベイランスとcolitis associated cancer/dysplasiaのIEE診断. 消内視鏡 30; 1712-1714, 2018.

[6]Saxena AP, Limdi JK, Farraye FA. Zeroing in on endoscopic and histologic mucosal healing to reduce the risk of colorectal neoplasia in inflammatory bowel disease. Gastrointest Endosc 86; 1012-1014, 2017.

[7]Laine L, Kaltenbach T, Barkun A, et al. SCENIC international consensus statement on surveillance and management of dysplasia in inflammatory bowel disease. Gastroenterology 148; 639-651, 2015.

[8]Soetikno R, Kaltenbach T, McQuaid KR, et al. Paradigm shift in the surveillance and management of dysplasia in inflammatory bowel disease（West）. Dig Endosc 28; 266-273, 2016.

[9]Watanabe K, Hida N, Ajioka Y, et al. Photodynamic diagnosis of endoscopically invisible flat dysplasia in patients with ulcerative colitis by visualization using local 5-aminolevulinic acid-induced photosensitization. Gastrointest Endosc 71; 1094-1096, 2010.

[10]Rabinowitz LG, Kumta NA, Marion JF. Beyond the SCENIC route: updates in chromoendoscopy and dysplasia screening in patients with inflammatory bowel disease. Gastrointest Endosc 95; 30-37, 2022.

[11]Kiesslich R. SCENIC update 2021: Is chromoendoscopy still standard of care for inflammatory bowel disease surveillance? Gastrointest Endosc 95; 38-41, 2022.

[12]Soetikno R, East J, Suzuki N, et al. Endoscopic submucosal dissection for nonpolypoid colorectal dysplasia in patients with inflammatory bowel disease: in medias res. Gastrointest Endosc 87; 1085-1094, 2018.

[13]日本消化器病学会（編）. 炎症性腸疾患（IBD）診療

ガイドライン2020，改訂第2版．南江堂，2020.

[14]Yang DH, Park SJ, Kim HS, et al. High-definition chromoendoscopy versus high-definition white light colonoscopy for neoplasia surveillance in ulcerative colitis; a randomized controlled trial. Am J Gastroenterol 114; 1642–1648, 2019.

[15]Alexandersson B, Hamad Y, Andreasson A, et al. High-definition chromoendoscopy superior to high-definition white-light endoscopy in surveillance of inflammatory bowel diseases in a randomized trial. Clin Gastroenterol Hepatol 18; 2101–2107, 2020.

[16]Horimatsu T, Sano Y, Tanaka S, et al. Next-generation narrow band imaging system for colonic polyp detection; a prospective multicenter randomized trial. Int J Colorectal Dis 30; 947–954, 2015.

[17]渡辺憲治，佐藤寿行，上小鶴孝二．全大腸NBI観察による潰瘍性大腸炎サーベイランス内視鏡．Gastroenterol Endosc 62; 2972–2979, 2020.

[18]Bisschops R, Bessissow T, Joseph JA, et al. Chromoendoscopy versus narrow band imaging in UC; a prospective randomised controlled trial. Gut 67; 1087–1094, 2018.

[19]Iacucci M, Kaplan GG, Panaccione R, et al. A randomized trial comparing high definition colonoscopy alone with high definition dye spraying and electronic virtual chromoendoscopy for detection of colonic neoplastic lesions during IBD surveillance colonoscopy. Am J Gastroenterol 113; 225–234, 2018.

[20]Watanabe T, Ajioka Y, Mitsuyama K, et al. Comparison of targeted vs random biopsies for surveillance of ulcerative colitis-associated colorectal cancer. Gastroenterology 151; 1122–1130, 2016.

[21]味岡洋一，谷優佑，高村佳緒里，他．炎症性発癌の病理診断と発癌機序．病理と臨 36; 1076–1081, 2018.

[22]Tanaka S, Kashida H, Saito Y, et al. Japan Gastroenterological Endoscopy Society guidelines for colorectal endoscopic submucosal dissection/endoscopic mucosal resection. Dig Endosc 32; 219–239, 2020.

[23]Hata K, Anzai H, Ikeuchi H, et al. Surveillance colonoscopy for ulcerative colitis-associated colorectal cancer offers better overall survival in real-world surgically resected cases. Am J Gastroenterol 114; 483–489, 2019.

[24]渡辺憲治，樋田信幸，岡志郎，他．UC関連腫瘍の内視鏡所見分類に関する多施設共同研究（NAVIGATOR Study 2）の紹介．胃と腸 55; 208–211, 2020.

Summary

Forefront of Endoscopic Diagnosis for Ulcerative Colitis-associated Neoplasia

Kenji Watanabe[1], Yutaro Fujihira, Kazuma Shimizu, Soichi Yagi, Koji Kaku, Maiko Ikenouchi, Toshiyuki Sato, Mikio Kawai, Koji Kamikozuru, Yoko Yokoyama

SC（surveillance colonoscopy）in patients with UC（ulcerative colitis）should be performed at the time of assessment for endoscopic remission under medical management according to the treat-to-target strategy. LGD（low-grade dysplasia）is the preferred target of detection via SC for endoscopic resection and better prognosis. To detect LGD before the development of high-grade dysplasia or cancer, endoscopic procedures to enhance the contrast between neoplasia and nonneoplastic mucosae are logically suitable. SC via chromoendoscopy is useful for the endoscopic diagnosis of UC-associated neoplasia ; however, it is time-consuming. New evidence of narrow-band imaging for SC has recently been reported. More accurate and efficient SC techniques need to be developed.

[1]Center for Inflammatory Bowel Disease, Division of Internal Medicine, Hyogo College of Medicine, Hyogo, Japan.

大肠超放大内镜检查的最前沿

——大肠的超放大内镜诊断和 AI 活用法

丰嶋 直也[1]

齐藤 丰

鱼住 健志

平井 悠一郎

山崎 嵩之

河村 玲央奈

久田 泉

水口 康彦

关口 正宇

高丸 博之

山田 真善

小林 望

关根 茂树[2]

工藤 进英[3]

摘要● 2018年2月上市的超放大内镜Endocyto（CF-H290ECI，奥林巴斯公司制造）通过以520倍的放大倍率观察目标区域，是能够在生物体内评估细胞异型性的新一代内镜。通过对病变进行染色，观察腺腔和细胞核的染色性以及核/质比，可以实现实时诊断。在诊断大肠病变时，可以通过NBI观察血管表现［内镜下血管模式分类（endocytoscopic vascular pattern, EC-V分类）］，通过用双重染色（1.0%亚甲基蓝+ 0.05%结晶紫）观察细胞核、腺腔（EC分类），有望在现有小凹模式（pit pattern）诊断的基础上取得更好的效果。另外，通过联合应用基于人工智能（AI）的Endocyto辅助诊断系统EndoBRAIN®，有望进一步提高诊断的可信度。

关键词 小凹模式（pit pattern） JNET 分类 超放大内镜 EC 分类 EndoBRAIN®

[1] 国立がん研究センター中央病院内視鏡科 〒 104-0045 東京都中央区築地5丁目 1-1 E-mail : natoyosh@ncc.go.jp

[2] 同 病理診断科

[3] 昭和大学横浜市北部病院消化器センター

前言

此前的放大内镜以放大倍率约 100 倍进行观察和诊断，但由于内镜设备性能的提高，目前远远超过该倍率的超放大内镜检查已被应用于临床。目前，有共聚焦内镜（confocal laser endomicroscopy，CLE；Cellvizio®，Mauna Kea Technologies 公司生产）和超放大内镜（endocytoscopy，EC；Endocyto：CF-H290ECI，奥林巴斯公司生产）两种超放大镜内。

CLE 是在静脉注射荧光素（fluorescein）后，从钳道插入探头，通过从其前端发出的激光，识别被细胞内吸收的荧光素并成像，可以沿着水平断面以 1000 倍的倍率从黏膜的表层观察 55 ~ 65 μm 的深度，但在日本荧光素为适应证外使用。Endocyto 是在内镜前端配备光学显微观察用透镜的软性内镜，可采用与以往放大内镜相同的方法进行放大观察，最大可将腺腔、细胞核和血管可视化至 520 倍。在大肠病变的诊断方面，有内镜下血管模式分类（endocytoscopic vascular pattern，EC-V 分类）和 EC 分类的报道，有望在现有小凹模式（pit pattern）诊断的基础上取得更好的效果。

本文概述 Endocyto 在大肠病变诊疗中的用法、Endocyto 辅助诊断系统 EndoBRAIN® 以及对日本 NBI 专家组（the Japan NBI Expert Team，JNET）分类 Type 2B 病变的诊断能力。

大肠病变的放大内镜诊断

关于大肠病变的放大内镜诊断，工藤等、鹤田等提倡的 pit pattern 诊断首推第一。所谓的小凹（pit）是指大肠黏膜表面的腺管开口，根据其形态和排列进行的组织病理学诊断方法即是小凹模式（pit pattern）诊断。通过使用靛胭脂和结晶紫等色素进行放大观察，可进行肿瘤和非肿瘤的鉴别、良恶性的诊断以及浸润深度的诊断。由于其高的诊断能力而被作为大肠病变诊断中的金标准（gold standard）。

其后被开发的窄带成像（narrow band imaging，NBI）技术无须染色，只需通过一个按钮就能进行放大观察，由于其操作简便而得到了普及。当初有佐野分类、广岛分类、慈惠分类、昭和分类等各种各样的报道，但在 2011 年由本院的齐藤等组成了 JNET，通过整合多个 NBI 放大内镜表现，在 2014 年确立了 JNET 分类。现在作为 JNET 内镜检查分类的国际评估项目（International Evaluation of Endoscopy classification JNET，IEE-JNET）在进行国际协作研究。

在 JNET 分类中，通过 NBI 放大观察，根据血管结构（vessel pattern）和表面结构（surface pattern）分为 Type 1、Type 2A、Type 2B 和 Type 3，预测组织学类型。与 pit pattern 诊断不同，具有通过一个按钮就能容易诊断的优点。另一方面，尽管 Type 2B 的病变是高异型度癌（Tis/T1a）的指标，但由于也有可能包含高异型度癌（T1b 以下），因此推荐对 Type 2B 或 Type 3 的病变追加进行 pit pattern 诊断。

超放大内镜

Endocyto 是奥林巴斯公司于 2018 年 2 月上市的超放大内镜。外观与通常的内镜相同，前端外径为 12.8 mm，钳道也有 3.2 mm，与以往的内镜一样，从观察到治疗均可应用。前向射水性能、硬度可变性能、高传递插入部性能等也与以往的机型相同，但视角较窄，为 140°，无被动弯曲功能。

从非放大观察到 520 倍的超放大观察可连续调整，由于与以往的放大内镜一样使用手柄部分的控制杆进行放大，通过调整放大倍率，能够获得与以往的放大倍率同等的图像，也可以进行诊断。另外，通过使用后述的辅助诊断系统（EndoBRAIN®/EndoBRAIN-plus®，Cybernet Systems Co.，Ltd. 生产销售，奥林巴斯公司生产），人工智能可辅助对病变进行定性诊断。

使用超放大内镜的诊断流程是：首先，在发现了病变以后，像以往一样通过白光、NBI 进行观察。然后，在清洗病变后利用超放大进行 NBI 观察。通过进行 EC-NBI，可获得微小的血管表现，由此可预测性进行定性诊断。Kudo 等和 Nakamura 等通过将血管表现分为 3 种，提出了预测非肿瘤、腺瘤～黏膜内癌、浸润癌的 EC-V 分类。

在 EC-NBI 观察后，利用喷洒靛胭脂色素进行形态诊断，利用结晶紫染色进行 pit pattern 诊断，接着追加亚甲基蓝染色，进一步进行超放大观察。

需要注意的是，以往的放大观察是以感兴趣的区域为目标逐渐提高放大倍率，但由于 Endocyto 的放大倍率与以往不同，即使稍微移动一下变焦杆就会放大。三泽等建议，作为获取更易评估的图像的方法，首先完全接触病变，然后将变焦杆调至终点，达到最大倍率。另外，在获取 EC 图像时需要注意的是，由于亚甲基蓝会使表层的黏液浓染，为了获得良好的图像，在观察前需要进行充分的清洗以除去黏液。与其他放大机型相比，由于 Endocyto 的镜头比较突出，因此需要更加小心地接近病变，通过使镜头轻轻地接触到病变来防止出血；在出血时，需要一边适当地进行清洗一边观察。另外，由于需要在最大倍率下使镜头接触到肿瘤表面，因此通常不使用前端配件。

	EC1a	EC1b	EC2	EC3a	EC3b
腺腔	小圆形	腺腔锯齿状	腺腔为狭缝状 腺腔边缘平滑	腺腔为不规则形 腺腔边缘粗糙	腺腔不清晰 或不能辨识
细胞核	小圆形，淡染	小圆形，淡染	梭形～类圆形	类圆形，浓染	不规则形，浓染
病理	正常黏膜	增生性息肉	腺瘤～低异型度癌	高异型度癌（Tis/T1a）	高异型度癌（深于T1b）

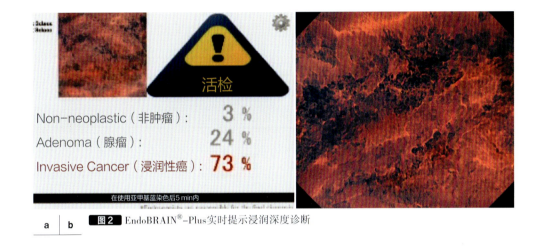

图1 EC分类

（根据 "Kudo SE, et al. Diagnosis of colorectal lesions with a novel nedocytoscopic classification—a pilot study.Endoscopy 43:869–875，2011" 作成）

a | b　**图2** EndoBRAIN®–Plus实时提示浸润深度诊断

EC分类

　　作为大肠超放大内镜观察的诊断方法，最常用是 Kudo 等提出的 EC 分类（**图1**）。在常规的放大内镜观察中只能观察到腺管结构的表现，而在 Endocyto 观察中通过染色还可以对细胞核进行评估，因此将这两种表现合在一起进行评估的就是 EC 分类。通过分类为 5 种结构模式，不仅可以鉴别肿瘤和非肿瘤，还可以预测腺瘤、Tis + T1a 和 T1b。

　　EC1 是非肿瘤病变，为了鉴别正常黏膜和增生性息肉，进一步被细分为 EC1a 和 EC1b。EC2 和 EC3 是怀疑肿瘤性病变的表现，在 EC2 病变中见有狭缝状的腺腔和轻度肿大的细胞核，提示为腺瘤。EC3 也进一步被细分为 EC3a 和 EC3b，在 EC3a 病变中见有不规则形的腺腔和细胞核肿大，提示为 Tis ～ T1a；在 EC3b 病变中见有不清晰的腺腔和不规则形的细胞核肿大，提示为深于 T1b 的浸润癌。

辅助诊断系统EndoBRAIN®

　　在 Endocyto 上配置有日本首创的人工智能（artificial intelligence，AI）性辅助诊断系统 EndoBRAIN®/EndoBRAIN®–Plus。EndoBRAIN® 可对 Endocyto 图像进行肿瘤和非肿瘤的鉴别，而 EndoBRAIN®–Plus 除此之外还可在拍摄图像的同时进行肿瘤的浸润深度诊断（**图2**）。即使是不熟悉 Endocyto 诊断的术者和内镜非熟练者，通过联合使用 EndoBRAIN® 也可以在瞬间得到辅助诊断支持。

EC分类对JNET Type 2B病变的诊断能力

1. 对象和方法

以 2015—2021 年在本院通过 NBI 放大观察的 JNET 分类、采用结晶紫染色的 pit pattern 分类和 Endocyto 的 EC 分类进行术前诊断被内镜切除或外科切除的 106 个病例的 109 处病变为对象，探讨了其中的 JNET Type 2B 和术前诊断的 46 个病变的 pit pattern 分类和 EC 分类的诊断能力。

2. 结果

106 个对象病例 109 处病变的临床病理学背景如**表1**所示。平均瘤径（范围）为 28.9 mm（4 ~ 70 mm），肉眼分型 0-Ⅰ型、0-Ⅱ型及 Type 1、2 的数量为 56 处、50 处、3 处。组织病理学诊断结果包含有 T1 癌 22 处病变。在**表2**中展示了根据各分类对 109 处病变的术前诊断的详细情况。

对诊断为 JNET Type 2B 病例的 46 处病变的 T1b 癌检出的灵敏度、特异性、阳性预测值（positive predictive value，PPV）、阴性预测值（negative predictive value，NPV）在 pit pattern 分类中分别为 43%、95%、60% 和

表1 Endocyto诊断病例的临床病理学背景

病例	$n = 106$
平均年龄（范围）	64.8岁（35 ~ 88岁）
性别（男性：女性）	66：40
病变	$n = 109$
平均瘤径（范围）	28.9 mm（4 ~ 70 mm）
肉眼分型	
0-Ⅰ	56（51.4%）
0-Ⅱ	50（45.9%）
Type 1、2	3（2.8%）
浸润深度	
SSL	7（6.4%）
腺瘤：TSA	80（73.4%）
T1a	7（6.4%）
T1b：更深	15（13.8%）
治疗方法	
内镜切除	104（95.4%）
外科手术	5（4.6%）

SSL：sessile serrated lesion，无蒂锯齿状病变；TSA：traditional serrated adenoma，传统锯齿状腺瘤。

表2 各诊断方法结果的明细

	$n = 109$
JNET分类 Type 1：Type 2A：Type 2B：Type 3	10：44：46：9
pit pattern分类 Ⅱ：ⅢL：ⅢS：Ⅳ：VⅠ（非浸润）：VⅠ（浸润）：VN	9：10：10：22：43：12：3
EC分类 1b：2：3a：3b	9：38：45：17

表3 pit pattern分类对JNET Type 2B的诊断能力

	腺瘤/Tis/T1a	T1b以深	合计
Ⅱ/Ⅲ/Ⅳ VⅠ（非浸润）	37	4	41
VⅠ（浸润）/VN	2	3	5
合计	39	7	46

灵敏度（sensitivity）：43%；特异性（specificity）：95%；阳性预测值：60%；阴性预测值：90%。

表4 EC分类对JNET Type 2B的诊断能力

	腺瘤/Tis/T1a	T1b以深	合计
1a/1b/2/3a	36	3	39
3b	3	4	7
合计	39	7	46

灵敏度（sensitivity）：57%；特异性（specificity）：92%；阳性预测值：57%；阴性预测值：92%。

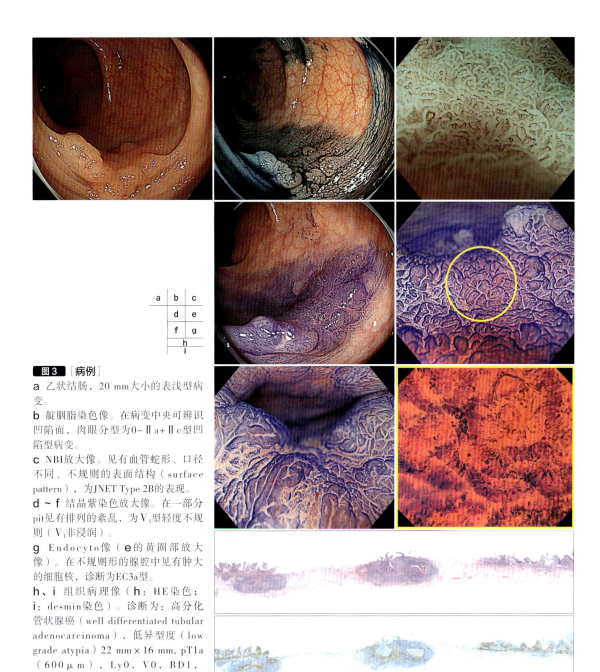

a	b	c
d	e	
f	g	
h		
i		

图3 ［病例］

a 乙状结肠，20 mm大小的表浅型病变。

b 靛胭脂染色像。在病变中央可辨识凹陷面，肉眼分型为0-Ⅱa+Ⅱc型凹陷型病变。

c NBI放大像。见有血管蛇形、口径不同、不规则的表面结构（surface pattern），为JNET Type 2B的表现。

d～f 结晶紫染色放大像。在一部分pit见有排列的紊乱，为V_1型轻度不规则（V非浸润）。

g Endocyto像（e的黄圈部放大像）。在不规则形的腺腔中见有肿大的细胞核，诊断为EC3a型。

h、i 组织病理像（h：HE染色；i：desmin染色）。诊断为：高分化管状腺癌（well differentiated tubular adenocarcinoma），低异型度（low grade atypia）22 mm×16 mm，pT1a（600μm），Ly0，V0，BD1，pHM0，pVM0。

90%，在EC分类中分别为57%、92%、57%和92%（**表3，表4**）。

对JNET 2B型病变的诊断能力在pit pattern分类和EC分类之间未见显著性差异（McNemar Test，$P=1$）。

3. 病例

位于乙状结肠的20 mm大小的表面平坦型病变（**图3a**）。当喷洒靛胭脂色素时，在病变中央可辨识凹陷面，肉眼分型为0-Ⅱa+Ⅱc型［侧向发育型肿瘤、非颗粒状、假凹陷型（laterally spreading tumor, non-granular, pseudo-depressed，LST-NG-PD）type〕的凹陷型病变（**图 3b**）。在 NBI 放大观察中，根据 JNET 分类为 Type 2B（**图 3c**）。由于 JNET Type 2B 也包括浸润癌，因此通过结晶紫染色放大观察施行了 pit pattern 诊断。在一部分见有小凹的排列紊乱，为 V$_1$ 型轻度不规则（non invasive），但无区域性，未见内腔狭窄、边缘不规则等呈 V$_1$ 型高度不规则的表现（**图 3d ~ f**）。为怀疑 Tis ~ T1a 的病变，为了进一步提高诊断的可信度，追加了 Endocyto 观察。在追加亚甲基蓝染色的双重染色下的观察中，在不规则形的腺腔中见有肿大的细胞核，即 EC3a 的表现（**图 3g**）。根据以上表现，怀疑是浸润深度为 Tis ~ T1a 的病变，所以施行了内镜黏膜下剥离术（endoscopic submucosal dissection，ESD）。病理学诊断结果为：高分化管状腺癌（well differentiated tubular adenocarcinoma），低异型度（low grade atypia），pT1a（600μm），Ly0，V0，BD1，pHM0，pVM0（**图 3h、i**）。

本病例虽然是怀疑为 T1 癌的凹陷型病变，但通过追加 Endocyto 观察，确信可判断为适合内镜治疗的病例。

讨论

此次，笔者等研究了 EC 分类对诊断为 JNET Type 2B 病变的诊断能力，与对该病变的 pit pattern 分类的诊断能力相比，未见显著性差异。由于仅对有价值的病例和难于诊断的病例施行 Endocyto 观察，另外由于样本数少，对 pit pattern 诊断没有显示出明显的附加效果。现有的报道表明，在黏膜下深部浸润癌的诊断中，通过使用 Endocyto，具有显著的提高特异性和正诊率的效果。另外，有文献报道，通过对 EC3a 型病变进行更详细的评估，可以鉴别 T1b 癌；通过接触病变后进行观察的这种 Endocyto 的独特的诊断方法，研究了不同肉眼分型病变的诊断能力，显示对 LST-NG 病变的诊断精度很高。另一方面，在非侵袭模式（invasive pattern）的诊断中，pit pattern 诊断重视区域性，

而在 Endocyto 诊断是微观的诊断这一点上与其有很大的诊断体系的差异，因此今后有必要进行病例积累和分析。

对大肠病变的内镜诊断是在用 NBI 的 JNET 分类进行区分后，对于需要详细观察的病变，通过使用金标准 pit pattern 分类，对很多病变可以确定治疗方案。但是，在使用 pit pattern 分类也不能完全判别 T1a 和 T1b 的情况下，有其他手段是很重要的。

作为内镜医生，最希望避免的是过度手术（over surgery），因此在进行 T1 诊断时需要高确信度的诊断。现行的是仅通过 pit pattern 分类进行诊断就确定治疗方案，但也有难以判断是否 T1b 的病例。如果是有很多熟练医生的临床机构，可以在讨论之后确定治疗方案，但从全国来看，这样的临床机构并不多。在这一点上，通过使用 Endocyto，可以用两种诊断能力较高的方法进行评估，并且通过使用 EndoBRAIN® 得到 AI 的辅助诊断，有可能以更高的诊断可信度来确定治疗方案。

在笔者等的研究中，与现有的报道不同，相对于 pit pattern 分类，并未见 EC 分类的附加效果。原因如前所述，除了病例选择的选择偏倚和样本数少之外，由于 Endocyto 还需要在接触病变以后通过超高倍率进行观察、诊断的操作顺序以及进行不熟悉的对细胞核的评估，所以不容易掌握诊断方法。

不限于超放大内镜，学习掌握新的诊断法都不容易。pit pattern 分类和 NBI 最初都需要从图书和指导医生那里学习，需要时间。在这一点上，Endocyto 的优点是，如果能够拍摄到合适的图像，通过使用 EndoBRAIN®/EndoBRAIN®-Plus，AI 会对病变提出定性诊断。一般认为，Endocyto 的优点在于，即使是非熟练医生，也可以在不需要熟练医生指导的情况下当场进行诊断，通过灵活运用这些诊断方法，能够以较高的诊断可信度确定治疗方案。

另一方面，Endocyto 是微观的诊断，关于与重视区域性的 invasive pattern 之间的诊断精

度，今后还需要根据病变的不同发育形态进行诊断能力的评估。

日本厚生劳动省明确指出，目前 AI 定位于"提示提高医生工作效率信息的辅助工具"，"进行诊断、治疗等的主体是医生，医生对其最终的判断负有责任"。作为将 Endocyto 引入临床的过程，虽然认为通过 EndoBRAIN® 进行的辅助诊断是有用的，但是仅作为非熟练医生的辅助性的 AI 还是对全部内镜医生都有用，笔者认为今后有必要继续关注。不管怎样，不要忘记 AI 只是辅助性的，最终的诊断还是需要医生来做。

结语

本文概述了 Endocyto 在大肠病变诊断中的使用方法和诊断能力。Endocyto 可以实时观察细胞，能够比以往的放大内镜获得更多的信息。目前看来，通过联合使用 EC 分类和 EndoBRAIN® 对大肠肿瘤的诊断和治疗是有效的，但其潜在的能力还是未知数。Endocyto 还被用于溃疡性结肠炎的炎症状态的评估等，具有极大地改变今后的内镜诊疗的可能性。今后不仅是大肠肿瘤，各个领域和其他脏器的研究也备受期待。

参考文献

[1]Kudo SE, Misawa M, Wada Y, et al. Endocytoscopic microvasculature evaluation is a reliable new diagnostic method for colorectal lesions（with video）. Gastrointest Endosc 82: 912–923, 2015.

[2]Nakamura H, Kudo SE, Misawa M, et al. Evaluation of microvascular findings of deeply invasive colorectal cancer by endocytoscopy with narrow–band imaging. Endosc Int Open 4: E1280–1285, 2016.

[3]Kudo SE, Wakamura K, Ikehara N, et al. Diagnosis of colorectal lesions with a novel endocytoscopic classification—a pilot study. Endoscopy 43: 869–875, 2011.

[4]Kudo S, Hirota S, Nakajima T, et al. Colorectal tumours and pit pattern. J Clin Pathol 47: 880–885, 1994.

[5]唐原健、鶴田修、河野弘志、他. 輪郭不明瞭Ⅵ型pitの意義. 早期大腸癌 11: 403–408, 2007.

[6]Sano Y, Ikematsu H, Fu KI, et al. Meshed capillary vessels by use of narrow–band imaging for differential diagnosis of small colorectal polyps. Gastrointest Endosc 69: 278–283, 2009.

[7]Tanaka S, Hirata M, Oka S, et al. Clinical significance of narrow band imaging（NBI）in diagnosis and treatment of colorectal tumor. Gastroenterol Endosc 50: 1289–1297, 2008.

[8]Nikami T, Saito S, Tajiri H, et al. The evaluation of histological atypia and depth of invasion of colorectal lesions using magnified endoscopy with narrow–band imaging. Gastroenterol Endosc 51: 10–19, 2009.

[9]Wada Y, Kudo SE, Kashida H, et al. Diagnosis of colorectal lesions with the magnifying narrow–band imaging system. Gastrointest Endosc 70: 522–531, 2009.

[10]Sano Y, Tanaka S, Kudo SE, et al. Narrow–band imaging（NBI）magnifying endoscopic classification of colorectal tumors proposed by the Japan NBI Expert Team. Dig Endosc 28: 526–533, 2016.

[11]三澤将史、工藤進英、中村大樹、他. 大腸endocytoscopy観察と診断の方法. Gastroenterol Endosc 62: 74–84, 2020.

[12]三澤将史、工藤進英、森悠一、他. 拡大・超拡大内視鏡を使いこなすためのtips&trouble–shooting（技術論）（6）超拡大内視鏡で良好な画像を得る工夫. Intestine 24: 313–320, 2020.

[13]Mori Y, Kudo SE, Misawa M, et al. Real–time use of artificial intelligence in identification of diminutive polyps during colonoscopy: A prospective study. Ann Intern Med 169: 357–366, 2018.

[14]Takeda K, Kudo SE, Mori Y, et al. Accuracy of diagnosing invasive colorectal cancer using computer–aided endocytoscopy. Endoscopy 49: 798–802, 2017.

[15]Kudo SE, Mori Y, Wakamura K, et al. Endocytoscopy can provide additional diagnostic ability to magnifying chromoendoscopy for colorectal neoplasms. J Gastroenterol Hepatol 29: 83–90, 2014.

[16]Kudo T, Kudo SE, Mori Y, et al. Classification of nuclear morphology in endocytoscopy of colorectal neoplasms. Gastrointest Endosc 85: 628–638, 2017.

[17]Kudo T, Kudo SE, Wakamura K, et al. Diagnostic performance of endocytoscopy for evaluating the invasion depth of different morphological types of colorectal tumors. Dig Endosc 27: 754–761, 2015.

[18]Matsuda T, Fujii T, Saito Y, et al. Efficacy of the invasive/non–invasive pattern by magnifying chromoendoscopy to estimate the depth of invasion of early colorectal neoplasms. Am J Gastroenterol 103: 2700–2706, 2008.

[19]Maeda Y, Kudo SE, Ogata N, et al. Endocytoscopic intramucosal capillary network changes and crypt architecture abnormalities can predict relapse in patients with an ulcerative colitis Mayo endoscopic score of 1. Dig Endosc 32: 1082–1091, 2020.

Summary

Endoscopic Methods for Diagnosing Colon Cancer with Endocytoscopy and the Usefulness of AI System

Naoya Toyoshima[1], Yutaka Saito,
Takeshi Uozumi, Yuichiro Hirai,
Takayuki Yamazaki, Reona Kawamura,
Izumi Hisada, Yasuhiko Mizuguchi,
Masau Sekiguchi, Hiroyuki Takamaru,
Masayoshi Yamada, Nozomu Kobayashi,
Shigeki Sekine[2], Shin–ei Kudo[3]

The Endocyto（CF–H290ECI, Olympus）, which was introduced in February 2018, is a new–generation endoscope that allows in vivo evaluation of cellular atypia by examining the target area at $520\times$ magnification. The staining characteristics of the glandular lumen and nuclei, as well as the nucleic-cytoplasmic ratio, can be evaluated by staining the lesion, allowing for real-time diagnosis. Narrowband imaging can be used to detect the endocytoscopic vascular patterns (EC V classification) in the colorectal lesions, and double staining (1.0% methylene blue and 0.05% crystal violet) can be used to evaluate the cell nuclei and glandular lumen (EC classification) . The observation of the pit pattern is predicted to be an effective addition to the current pit pattern diagnosis. Furthermore, EndoBRAIN®, an artificial intelligence-based endocytic diagnostic support system, is expected to boost the diagnostic confidence.

[1]Endoscopy Division, National Cancer Center Hospital, Tokyo.
[2]Division of Pathology and Clinical Laboratories, National Cancer Center Hospital, Tokyo.
[3]Digestive Disease Center, Showa University Nothern Yokohama Hospital, Yokohama, Japan.

大肠超声内镜检查的最前沿

——确保预测大肠 ESD 标本深部切缘的术前 EUS 诊断的新尝试

上垣内 由季 [1]

竹原 悠大 [2]

森元 晋

谷野 文昭

山本 纪子

玉理 太觉

下原 康嗣

田中 秀典 [1]

山下 贤

冈 志郎 [2]

有广 光司 [3]

田中 信治 [1]

摘要 ● 大肠癌研究会的项目研究提示，在从肿瘤浸润前端到深部切缘的距离（VM距离）大于500 μm的情况下，局部复发率可能较低。在对T1癌的内镜切除中，确保足够的VM距离是很重要的。另一方面，由于JNET Type 2B型包括从黏膜内癌到SM高度浸润癌的各种浸润深度的病变，因此应追加EUS来确定内镜治疗的适应证。此次在Type 2B病变的大肠ESD病例中，将EUS上从肿瘤浸润前端到固有肌层的距离新定义为超声内镜下无肿瘤距离（tumor-free distance，TFD）。当分类为Ⅰ型（EUS-TFD ≥ 1 mm）和Ⅱ型（EUS-TFD < 1 mm）时发现，EUS-TFD分类（Ⅰ型）是在内镜切除标本中确保VM ≥ 500 μm的有意义的预测因素。EUS-TFD分类可以成为确保预测2B型病变的大肠ESD深部切缘的新的诊断指标。

关键词　大肠肿瘤　NBI　JNET 分类　超声内镜（EUS）　垂直切缘（vertical margin）

[1] 広島大学病院内視鏡診療科　〒734-8551 広島市南区霞 1 丁目 2-3
[2] 同　消化器・代謝内科
[3] 同　病理診断科

前言

内镜黏膜下剥离术（endoscopic submucosal dissection，ESD）的普及，加上伴随人口老龄化的并存疾病和体力状态（performance status，PS）低下患者的增加，即使对大肠 cT1b 癌，施行 ESD 的病例也在增加。在《大肠癌治疗指南（医师用 2019 年版）》中，内镜切除术后垂直切缘（vertical margin，VM）阳性的 pT1 大肠癌病例被作为追加手术的绝对适应证。另一方面，在组织病理学的淋巴结转移风险因素中，仅黏膜下（submucosa，SM）浸润距离为淋巴结转移风险的 pT1b 癌中，淋巴结转移的概率仅为 1.2%。在这样的背景下，已经显示出作为

对 cT1b 癌完全切除活检的 ESD 的临床意义的现在，可以预测大肠 ESD 的适应证范围将进一步扩展。

另外，在大肠癌研究会的项目研究中提示，如果从癌浸润前端到深部切缘的距离能够确保 500 μm 以上，则内镜切除后的局部复发率较低。也有报道称，当对大肠 T1 癌进行 VM 距离 ≥ 500 μm 的内镜下整块完全切除时，无复发 5 年生存率显著提高，并有可能降低追加手术后转移复发的风险，进行内镜下切除时，在确保足够的 VM 距离的基础上进行切除是非常重要的。因此，术前诊断不仅要关注肿瘤的浸润距离，还要关注肿瘤浸润前端与肌层之间的距离（间隙），这一点是很重要的。

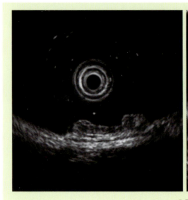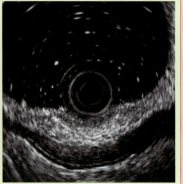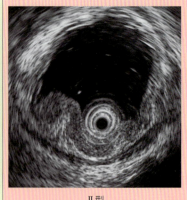

Ⅰ型
浸润深度: M/SM-s, SM-d
(TFD ≥ 1 mm)

Ⅱ型
浸润深度: SM-d
(TFD < 1 mm)

图1 EUS-TFD分类。EUS-TFD Ⅰ型: TFD ≥ 1 mm; EUS-TFD Ⅱ型: TFD < 1 mm

表1 基于JNET分类的EUS-TFD表现

JNET分类	病例数	EUS-TFD分类	
		Ⅰ型	Ⅱ型
Type 2A	27 (100%)	27 (100%)	0 (0%)
		$P<0.01$	
Type 2B	174 (100%)	131 (75.3%)	43 (24.7%)
Type 3	23 (100%)	10 (43.5%)	13 (56.5%)
		$P<0.01$	

日本 NBI 专家组 (the Japan NBI Expert Team, JNET) 分类是以微血管结构模式 (vessel pattern) 和微表面结构模式 (surface pattern) 为诊断指标的图像增强放大内镜分类, 而 Type 2B 病例包括从黏膜内癌到 SM 重度浸润癌的各种病变, 为了判断内镜切除的适应证, 需要通过超声内镜 (endoscopic ultrasonography, EUS) 检查和灌肠 X 线造影检查等进行追加诊断。EUS 可以贯壁性地扫查大肠壁, 将肿瘤的浸润程度具体地可视化。据报道, EUS 对大肠 T1b 癌的诊断精度良好, 为 87.8%; EUS 上的 SM 浸润距离与切除标本的组织学上的 SM 浸润距离有明显的相关性。

此次, 本文针对在能否判断确保足够的 VM 距离的内镜切除这一点上 EUS 的有用性,

就对 JNET Type 2B 病例的 EUS 上的肿瘤浸润前端与肌层之间的剥离进行评估的临床意义进行了介绍。

对于大肠肿瘤的新的EUS分类 (EUS-TFD分类)

对于大肠 ESD 病例, 将 EUS 中从肿瘤浸润前端到肌层的距离新定义为无肿瘤距离 (tumor-free distance, TFD)。在通过盲法处理包括内镜图像和组织病理学表现在内的有关病变的所有临床信息的基础上, 回顾性地进行了 TFD 测定, 将 EUS-TFD ≥ 1 mm 的作为 Ⅰ 型, 将 EUS-TFD < 1 mm 的作为 Ⅱ 型, 分为两类 (**图 1**)。另外, 在 EUS 中使用了高频超声细径探头 [20 MHz 或 12 MHz 微探头 (UM-DP20-25R、UM-DP12-25R, 奥林巴斯公司生产)]。

不同JNET分类大肠肿瘤的 EUS-TFD表现

研究对象为 2010 年 1 月至 2020 年 12 月期间在本院施行大肠 ESD 的大肠肿瘤病例中, 术前施行了窄带成像 (narrow band imaging, NBI) 放大观察及 EUS 的大肠肿瘤共 224 例 (排除了 EUS 扫查不良、放大观察不良病例等)。

224 例中, JNET Type 2A 为 27 例 (12.0%),

表2 JNET Type 2B病例中EUS-TFD表现与VM距离的关系

EUS-TFD 分类	病例数	VM距离	
		≥500μm	<500μm
Ⅰ型	131（100%）	112（85.5%）	19（14.5%）
Ⅱ型	43（100%）	14（32.6%）	29（67.4%）*

$P<0.01$　　$P<0.01$

*：包括VM1 9例。

表3 JNET Type 2B病例中不同肉眼分型的EUS-TFD表现与VM距离的关系

EUS-TFD 分类	病例数	VM距离	
		≥500μm	<500μm
隆起型病变			
Ⅰ型	84（100%）	71（84.5%）	13（15.5%）
Ⅱ型	16（100%）	7（43.7%）	9（56.3%）*
表面型病变			
Ⅰ型	47（100%）	41（87.2%）	6（12.8%）
Ⅱ型	27（100%）	7（25.9%）	20（74.1%）**

$P<0.01$　　$P<0.01$

*：包括VM1 4例；**：包括VM1 5例。

Type 2B 为 174 例（77.7%），Type 3 为 23 例（10.3%）。EUS-TFD 分类Ⅰ型为 168 例（75.0%），Ⅱ型为 56 例（25.0%）。不同 JNET 分类的 EUS-TFD 表现如**表1**所示。JNET Type 2A（27 例）全部是 EUS-TFD Ⅰ型。在 JNET Type 3（23 例）中，有 10 例（43.5%）为 EUS-TFD Ⅰ型，13 例（56.5%）为Ⅱ型，Ⅱ型的比例显著高（$P<0.01$）。另一方面，在 JNET Type 2B（174 例）中，131 例（75.3%）为 EUS-TFD Ⅰ型，43 例（24.7%）为Ⅱ型，两组之间没有显著性差异，认为这是能够反映 JNET Type 2B 病例的多样性的结果。

JNET Type 2B病例的EUS-TFD表现与VM距离的关系

JNET Type 2B 174 例的 EUS-TFD 表现与 VM 距离的关系如**表2**所示。在 EUS-TFD Ⅰ型病例中，VM 距离≥500μm 的为 112 例（85.5%），VM<500μm 的为 19 例（14.5%）。在 EUS-TFD Ⅱ型病例中，VM 距离≥500μm 的为 14 例（32.6%），VM 距离<500μm（包括 VM1 病变）的为 29 例（67.4%）。

VM≥500μm 的比例方面Ⅰ型显著高于Ⅱ型，而 VM<500μm 的比例方面Ⅱ型显著高于Ⅰ型（$P<0.01$）。

不同肉眼分型（隆起型 vs 表面型）的 JNET Type 2B 病变的 EUS-TFD 表现与 VM 距离的关系如**表3**所示。在 VM 距离≥500μm 的隆起型病变病例中 EUS-TFD Ⅰ型为 71 例（84.5%），Ⅱ型为 7 例（43.7%）。在表面型病变病例中也同样，VM 距离≥500μm 的病例中 EUS-TFD Ⅰ型为 41 例（87.2%），Ⅱ型为 7 例（25.9%）。与肉眼分型无关，在 VM 距离≥500μm 的病例中，EUS-TFD Ⅰ型的比例明显高于Ⅱ型（$P<0.01$）。

在JNET Type 2B病例确保VM距离≥500μm的预测因素

为了研究在 JNET Type 2B 病例能够确保足够的 VM 距离（≥500μm）的预测因素，以活检史、内镜治疗史、瘤径、肿瘤位置（结肠、直肠、皱襞上、弯曲部）、肿瘤肉眼分型（隆起型、表面型）、EUS-TFD 分类、EUS 检查时间、SM 层纤维化程度、内镜操作性、SM 浸润

表4 在JNET Type 2B病例中确保VM≥500 μm的预测因素

	VM距离		单变量分析	多变量分析	
	≥500 μm n=126	<500 μm n=48	P值	比值比 （95%可信区间）	P值
患者背景					
活检史（+）	7（5.6）	1（2.1）	0.4475		
内镜治疗史（+）	5（4.0）	0（0.0）	0.3242		
瘤径（mm）			0.7009		
<40	94（74.6）	34（70.8）			
≥40	32（25.4）	14（29.2）			
肿瘤位置-1			0.1769		
结肠	61（48.4）	29（60.4）			
直肠	65（51.6）	19（39.6）			
肿瘤位置-2					
皱襞上	51（40.5）	25（52.1）	0.1761		
弯曲部	6（4.8）	3（6.3）	0.7083		
肿瘤肉眼分型			0.0611		
隆起型	78（61.9）	22（45.8）			
表面型	48（38.1）	26（54.2）			
EUS-TFD分类			<0.0001	5.19（1.98~13.6）	0.0008
Ⅰ型	112（88.9）	19（39.6）			
Ⅱ型	14（11.1）	29（60.4）			
EUS检查时间（分）			0.1280		
<45	72（57.1）	21（43.8）			
≥45	54（42.9）	27（56.2）			
SM层纤维化程度			<0.0001	3.32（1.33~8.29）	0.0103
无/轻度	90（71.4）	17（35.4）			
重度	36（28.6）	31（64.6）			
内镜操作性			0.0002	3.96（1.50~10.4）	0.0053
良好	104（82.5）	25（52.1）			
不良	22（17.5）	23（47.9）			
组织病理诊断					
SM浸润距离（μm）			<0.0001	2.88（1.05~7.89）	0.0400
<2000	99（78.6）	14（29.2）			
≥2000	27（21.4）	34（70.8）			
肿瘤浸润前端部的组织型			<0.0001	4.32（1.49~12.5）	0.0071
分化型	111（88.1）	20（41.7）			
低分化/未分化型	15（11.9）	28（58.3）			

表5 VM1病例的临床病理学特征

病例	年龄（岁）/性别	位置	瘤径	组织病理型 主要	组织病理型 肿瘤浸润前端部	SM浸润距离（μm）	SM层纤维化程度	Ly/V	出芽	EUS-TFD分类
1	72/F	S/C	20	Mod	Mod	7000	重度	-/+	G1	Ⅱ型
2	61/M	D/C	20	Mod	Mod	2200	重度	-/+	G2	Ⅱ型
3	57/M	S/C	70	Well	Muc	3000	重度	-/-	G1	Ⅱ型
4	65/M	D/C	30	Mod	Por	2000	重度	+/-	G3	Ⅱ型
5	64/M	A/C	30	Mod	Muc	2000	轻度	+/+	G3	Ⅱ型
6	66/F	C	30	Well	Muc	4500	重度	-/-	G1	Ⅱ型
7	70/M	RS	40	Well	Muc	4800	重度	-/-	G3	Ⅱ型
8	45/M	A/C	15	Well	Well	3000	重度	-/-	G1	Ⅱ型
9	48/F	Ra	15	Well	Well	3000	重度	-/-	G1	Ⅱ型

Ly: lymphatic invasion，淋巴浸润；V: venous invasion，血管浸润；M: male，男性；F: female，女性；S/C: sigmoid colon，乙状结肠；D/C: descending colon，降结肠；A/C: ascending colon，升结肠；C: cecum，盲肠；RS: rectosigmoid，直肠乙状结肠；Ra: rectum（above the peritoneal reflection），直肠；Mod: moderately differentiated adenocarcinoma，中分化腺癌；Well: well differentiated adenocarcinoma，高分化腺癌；Muc: mucinous adenocarcinoma，黏液腺癌；Por: poorly differentiated adenocarcinoma，低分化腺癌。

距离、肿瘤浸润前端部的组织型为变量分析了预测因素（**表4**）。其结果显示，在多变量分析中，EUS-TFD 分类（Ⅰ型）、肿瘤浸润前端部的组织型（分化型）、内镜操作性（良好）、SM 层纤维化程度（无/轻度）、SM 浸润距离（<2000 μm）是有显著性意义的预测因素。

过去曾有报道，在对于 T1 癌的大肠 ESD 中，SM 浸润距离 ≥ 2000 μm 是 VM1 和淋巴结转移的风险因素。在本研究中也筛选出 SM 浸润距离 <2000 μm 作为 VM 距离 ≥ 500 μm 的预测因素，认为在评估局部复发风险时应考虑的边界值是 SM 浸润距离 <2000 μm。内镜操作性是大肠 ESD 不完全切除的预测因素，认为其技术性修饰有可能产生影响。在 SM 层重度纤维化病例中，ESD 剥离线的设定很困难，同样作为 ESD 的主要的技术性难易度影响因素，有很大可能影响到 VM1。在这些因素中，EUS-TFD 分类在筛选出的 VM 距离 ≥ 500 μm 预测因素中显示出最高的比值比（Odds Ratio），是可术前评估的因素，因此在临床上很有用。

VM1病例的临床病理学特征

在此次作为研究对象的病例中，9 例 VM1 病变的临床病理学特征如**表5**所示。病变均为 EUS-TFD Ⅱ 型，SM 浸润距离 ≥ 2000 μm。9 例病变中有 5 例病变（55.6%）的癌浸润前端部的组织型为低分化/未分化型，8 例病变（88.9%）见有 SM 层的重度纤维化。笔者等以前曾报道，SM 层的重度纤维化和肿瘤浸润前端部的组织型为低分化/未分化型是大肠 pT1b 癌施行 ESD 病例的 VM 阳性的风险因素，而本次研究中也是所有病例都支持以前曾报道的结果。

病例

[**病例1**] 乙状结肠，瘤径 10 mm 大小，0-Ⅱa+Ⅱc，T1b 癌，EUS-TFD 分类Ⅰ型的 1 例。

在常规内镜像中，在乙状结肠见有长径 10 mm 大小的病变（**图2a**）。在靛胭脂色素染色内镜像中凹陷面变得清晰（**图2b**）。在 NBI 放大像中，在凹陷面观察到不规则的 pit 样结构，诊断为 JNET Type 2B（**图2c**）。在色素内镜

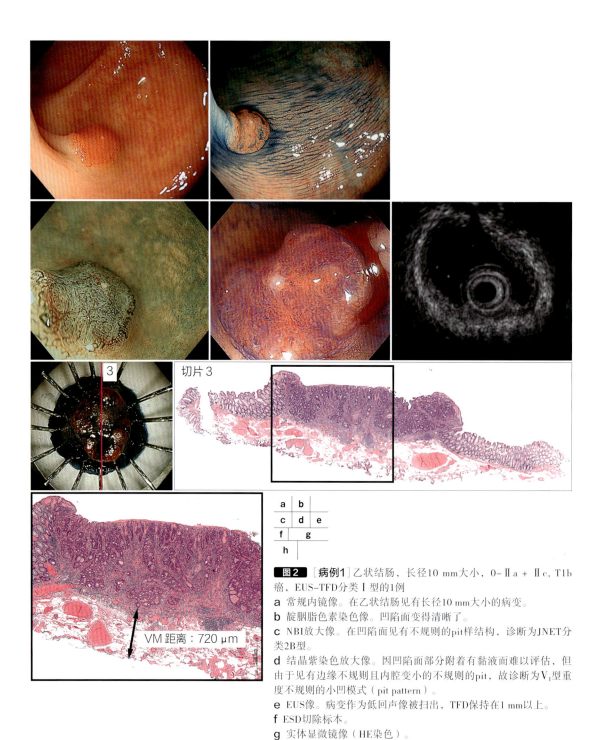

a	b	
c	d	e
f	g	
h		

图2 ［病例1］乙状结肠，长径10 mm大小，0-Ⅱa＋Ⅱc，T1b癌，EUS-TFD分类Ⅰ型的1例

a 常规内镜像。在乙状结肠见有长径10 mm大小的病变。

b 靛胭脂色素染色像。凹陷面变得清晰了。

c NBI放大像。在凹陷面见有不规则的pit样结构，诊断为JNET分类2B型。

d 结晶紫染色放大像。因凹陷面部分附着有黏液而难以评估，但由于见有边缘不规则且内腔变小的不规则的pit，故诊断为Ⅴ₁型重度不规则的小凹模式（pit pattern）。

e EUS像。病变作为低回声像被扫出，TFD保持在1 mm以上。

f ESD切除标本。

g 实体显微镜像（HE染色）。

h VM距离（g的黑框部放大像）。

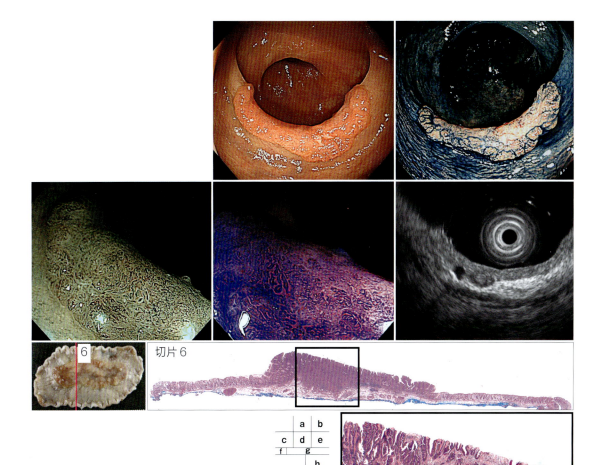

图3 ［病例2］Rb，长径35 mm大小，LST-NG（PD），T1b癌，EUS-TFD分类Ⅱ型的1例

a 常规内镜像。在Rb见有长径35 mm大小的病变。

b 靛胭脂色素染色像。凹陷面清晰，边缘不规则。

c NBI放大像。在凹陷面见有不规则的pit样结构，诊断为JNET分类2B型。

d 结晶紫染色放大像。凹陷面大小不一，见有形状不均一的pit，由于伴有边缘不规则，诊断为V_1型重度不规则的小凹模式（pit pattern）。

e EUS像。病变作为低回声像被扫出，见有向SM层的突出像，TFD虽小于1 mm，但SM最深层仍保持完好。

f ESD切除标本。

g 实体显微镜像（HE染色）。

h VM距离（g的黑框部放大像）。

VM 距离：370 μm

放大像（结晶紫染色）中，由于凹陷面部分附着有黏液而难以评估，但见有边缘不规则且内腔变小的不规则的pit，诊断为V_1型重度不规则小凹模式（pit pattern）（**图2d**）。在 EUS 中病变作为低回声像被扫查出来，TFD 保持在 1 mm 以上（**图2e**）。根据以上表现，虽然从内镜表现来看不能否定 cT1b 癌，但 EUS-TFD 分类符合Ⅰ型，为了完全切除活检的目的而施行了 ESD（**图2f**）。

实体显微镜像（HE 染色）如**图2g** 所示。最终组织病理诊断为：腺癌（adenocarcinoma）（tub1）in adenoma，pT1b（SM 1200 μm），

INFb，BD2，Ly0，V0，pHM0，pVM0；VM 距离能够确保 720 μm 和 500 μm 以上（图 2h）。根据现行大肠癌治疗指南，即使施行追加外科切除也未见病变残留，至今无复发生存中。

[病例 2] 直肠下段（Rb），长径 35 mm 大小，LST-NG（PD），T1b 癌，EUS-TFD 分类 II 型的 1 例。

在常规内镜像中，在 Rb 见有长径 35 mm 大小的病变（图 3a）。在靛胭脂色素染色内镜像中，凹陷面变得清晰，边缘不规则（图 3b）。在 NBI 放大像中，凹陷面观察到不规则的 pit 样结构，诊断为 JNET Type 2B（图 3c）。在色素内镜放大像（结晶紫染色放大像）中，凹陷面大小不一，见有形状不均一的 pit，根据伴有边缘不规则，诊断为 V_I 型重度不规则小凹模式（pit pattern）（图 3d）。在 EUS 中病变作为低回声像被扫查出来，见有向 SM 层的突出像，TFD 小于 1 mm，但 SM 最深层保持完好（图 3e）。根据以上表现诊断为 cT1b 癌、EUS-TFD 分类 II 型，根据患者的希望，为完全切除活检而施行了 ESD（图 3f）。

实体显微镜像（HE 染色）如图 3g 所示。最终组织病理诊断为：腺癌（adenocarcinoma）（tub2 > tub1 > pap > por2），pT1b（SM 2000 μm），INFb，BD3，Ly1，V0，pHM0，pVM0；VM 距离为小于 370 μm 和 500 μm（图 3h）。建议追加外科切除，但患者不希望进行，目前正在施行化疗。

结语

本文介绍了在确保预测大肠 ESD 标本的深部切缘方面 EUS-TFD 分类的有效性并加以解说。预计作为对大肠 cT1b 癌完全切除活检的内镜治疗的适应证范围今后将会扩展，在此过程中，不仅是以往的以 SM 浸润距离 1000 μm 为指标的诊断，而且也有必要构建为了判断能否完全切除的新的诊断学。在这一点上，EUS-TFD 分类有可能对在术前通过 ESD 标本预测确

保深部切缘上很有用。但是，也存在难以扫查出良好的 EUS 图像的病例，特别是对隆起型病变和位于皱襞上、弯曲部的大肠肿瘤，据报道 EUS 扫查困难的病例为 7%～17%。对于这样的病例，重要的是追加灌肠 X 线造影检查等进行综合性诊断。

参考文献

[1]大腸癌研究会（編）．大腸癌治療ガイドライン医師用 2019年版．金原出版，2019.

[2]Nakadoi K, Tanaka S, Kanao H, et al. Management of T1 colorectal carcinoma with special reference to criteria for curative endoscopic resection. J Gastroenterol Hepatol 27: 1057-1062, 2012.

[3]Asayama N, Oka S, Tanaka S, et al. Endoscopic submucosal dissection as total excisional biopsy for clinical T1 colorectal carcinoma. Digestion 91: 64-69, 2015.

[4]上杉憲幸，松田尚久，九嶋亮治，他．大腸癌研究会プロジェクト研究「内視鏡切除後の深部断端陽性判定基準の標準化」．胃と腸 49: 1063-1070, 2014.

[5]Nishimura T, Oka S, Kamigaichi Y, et al. Vertical tumor margin of endoscopic resection for T1 colorectal carcinoma affects the prognosis of patients undergoing additional surgery. Surg Endosc 2022 [Epub ahead of print].

[6]Sano Y, Tanaka S, Kudo SE, et al. Narrow-band imaging（NBI）magnifying endoscopic classification of colorectal tumors proposed by the Japan NBI Expert Team. Dig Endosc 28: 526-533, 2016.

[7]Sumimoto K, Tanaka S, Shigita K, et al. Clinical impact and characteristics of the narrow-band imaging magnifying endoscopic classification of colorectal tumors proposed by the Japan NBI Expert Team. Gastrointest Endosc 85: 816-821, 2017.

[8]Sumimoto K, Tanaka S, Shigita K, et al. Diagnostic performance of Japan NBI Expert Team classification for differentiation among noninvasive, superficially invasive, and deeply invasive colorectal neoplasia. Gastrointest Endosc 86: 700-709, 2017.

[9]Kobayashi S, Yamada M, Takamaru H, et al. Diagnostic yield of the Japan NBI Expert Team（JNET）classification for endoscopic diagnosis of superficial colorectal neoplasms in a large-scale clinical practice database. United European Gastroenterol J 7: 914-923, 2019.

[10]Ikematsu H, Murano T, Shinmura K. Depth diagnosis of early colorectal cancer: Magnifying chromoendoscopy or image enhanced endoscopy with magnification? Dig Endosc 34: 265-273, 2022.

[11]稲場勇平，斉藤裕輔，小林裕，他．大腸SM癌診療におけるEUS診断のコツ．Gastroenterol Endosc 61: 1145-1157, 2019.

[12]Hayashi N, Tanaka S, Nishiyama S, et al. Predictors of incomplete resection and perforation associated with endoscopic submucosal dissection for colorectal tumors. Gastrointest Endosc 79: 427-435, 2014.

[13]Ozawa SI, Tanaka S, Hayashi N, et al. Risk factors for vertical incomplete resection in endoscopic submucosal dissection as total excisional biopsy for submucosal invasive colorectal carcinoma. Int J Colorectal Dis 28: 1247-1256, 2013.

[14]Niikura R, Yasunaga H, Yamada A, et al. Factors predicting

adverse events associated with therapeutic colonoscopy for colorectal neoplasia: a retrospective nationwide study in Japan. Gastrointest Endosc 84: 971–982, 2016.

[15]Fujihara S, Mori H, Kobara H, et al. The efficacy and safety of prophylactic closure for a large mucosal defect after colorectal endoscopic submucosal dissection. Oncol Rep 30: 85–90, 2013.

[16]Toyonaga T, Tanaka S, Man–I M, et al. Clinical significance of the muscle–retracting sign during colorectal endoscopic submucosal dissection. Endosc Int Open 3: E246–251, 2015.

[17]大腸癌研究会（編）．大腸癌治療ガイドライン医師用 2022年版．金原出版，2022.

[18]Yoshimoto K, Sakai Y. Golden standard of colorectal endoscopic ultrasonography for the definitive diagnosis of colorectal cancer. Dig Endosc 13: S22–26, 2001.

[19]Mukae M, Kobayashi K, Sada M, et al. Diagnostic performance of EUS for evaluating the invasion depth of early colorectal cancers. Gastrointest Endosc 81: 682–690, 2015.

[20]Stergiou N, Haji–Kermani N, Schneider C, et al. Staging of colonic neoplasms by colonoscopic miniprobe ultrasonography. Int J Colorectal Dis 18: 445–449, 2013.

[21]松永厚生，望月福治，藤田直孝，他．超音波内視鏡 （EUS）による大腸早期癌の深達度診断と問題点． Gastroenterol Endosc 38: 279–287, 1996.

Summary

Novel Endoscopic Ultrasonography Classification for Predicting Negative Vertical Margin in Colorectal Endoscopic Submucosal Dissection Specimens

Yuki Kamigaichi[1], Yudai Takehara[2],
Shin Morimoto, Fumiaki Tanino,
Noriko Yamamoto, Hirosato Tamari,
Yasutsugu Shimohara, Hidenori Tanaka[1],
Ken Yamashita, Shiro Oka[2],
Koji Arihiro[3], Shinji Tanaka[1]

The Japanese Society for Cancer of the Colon and Rectum (the 9th edition) states that "the risk of local recurrence might be low in cases of endoscopically resected pT1 colorectal carcinoma with a tumor VM (vertical margin) $\geq 500 \mu$ m", and an endoscopic resection for T1 cancer required a sufficient VM. Conversely, as JNET (the Japan NBI Expert Team) classification Type 2B included the various invasion depth lesions from low–grade dysplasia to SM–d lesion, EUS (endoscopic ultrasonography) should be performed additionally, as necessary, in determining the indication for endoscopic treatment. In colorectal ESD (endoscopic submucosal dissection) cases with JNET Type 2B lesions, we defined the distance from the tumor invasive front to the muscle layer on EUS–TFD (EUS as tumor–free distance) and classified it into Type I (EUS–TFD ≥ 1mm) and Type II (EUS–TFD < 1mm). The EUS–TFD classification (Type I) was a significant predictor of VM $\geq 500 \mu$ m and could be a novel diagnostic indicator for predicting sufficient VM in the colorectal ESD specimen for JNET Type 2B lesions.

[1]Department of Endoscopy, Hiroshima University Hospital, Hiroshima, Japan.

[2]Department of Gastroenterology and Metabolism, Hiroshima University Hospital, Hiroshima, Japan.

[3]Department of Anatomical Pathology, Hiroshima University Hospital, Hiroshima, Japan.

大肠胶囊内镜检查的最前沿

大宫 直木 [1]

摘要● 大肠胶囊内镜检查是唯一可以通过口服进行的大肠检查法，在结肠镜不能一直到达回盲部的情况下，限定于因溃疡性结肠炎等器质性疾病而难以施行结肠镜检查的情况，2014年1月被纳入保险范围。虽然在2020年4月大肠胶囊内镜检查的保险适用范围被扩大到因各种疾病而造成身体负担的情况以及在X线学上具有结肠冗长症的慢性便秘的情况，但因限定的保险适用范围、费用方面以及不能同时进行治疗，所以目前还没有得到大范围普及。其优点是不伴有疼痛的通过内服进行的内镜检查，无放射线照射。本文概述大肠胶囊内镜的机型、适用范围、前处置以及大肠肿瘤的诊断。

关键词 　大肠胶囊内镜　保险适用　前处置　大肠肿瘤　溃疡性结肠炎相关肿瘤

[1] 藤田医科大学医学部前端光学診療学講座
〒470–1192 豊明市沓掛町田楽ヶ窪 1 番地 98

机型

以往的大肠检查［结肠镜、灌肠造影、CT结肠成像（CT colonography，CTC）］全都是经肛门途径进行的，而大肠胶囊内镜是唯一以口服方式进行的大肠检查方法。

2022 年 5 月在日本上市的大肠胶囊内镜——PillCam™ COLON 2（Covidien Japan，Medtronic 公司生产）是大小为 31.5 mm × 11.6 mm、重量2.9 g、在两端带有照相机的双头胶囊内镜（**图1a**）。其拥有172°（2 个头为接近全方位的344°）的视角，有效可视距离为 30 mm，最小检出对象为0.1 mm，标准驱动时间为10 h以上（最长为17 h）。在装入小型挎包携带的数据记录器（DR3）中附有实时监视器，可确认当前拍摄的图像。另外，DR3 和胶囊内镜通过传感器阵列进行双向无线通信，根据来自胶囊的图像判定移动量，使摄像速度与2 个照相机一致，具有转换为每秒4 张或每秒35 张的自适应帧速率（adaptive frame rate，AFR）调整功能。也就是说，在胶囊内镜快速移动时，摄像速度也加快，防止漏拍。不过，虽然很少见，但在检查过程中偶尔也会出现电池消耗严重的情况（如以每秒35 张的速度往返于特定部位的情况等）。因此，当DR3判断电池无法使用10 h以上时，摄像速率就会被固定在每秒4 张。

关于摄像速度方面，在胶囊内镜开始工作后 180 s（3 min）内为每秒 4 张，一直到小肠检出为每分钟 14 张，小肠检出后到 AFR 功能启动前为每分钟 48 张，AFR 功能启动以后为每秒 4 张或每秒 35 张，但在工作站的读片软件

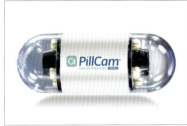
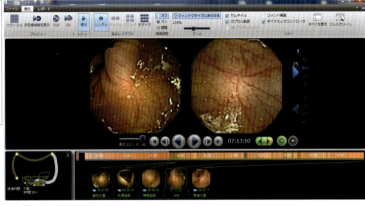

图1 大肠胶囊内镜（PillCam™ COLON 2）
a 胶囊内镜本体。
b 工作站（RAPID）。

（reporting and processing of images and data，RAPID，**图1b**）上从胶囊内镜开始工作 3 min 后到 AFR 功能启动为止的摄像数据被删除，不能读取。小肠的检出是通过绒毛的自动识别进行的，AFR 启动的时间点（timing）根据检查的不同是不规则的。通过实时视图识别为小肠，在 AFR 没有自动启动的情况下，也可以通过手动强制启动 AFR。另外，不仅是大肠，如果还想对食管、胃、十二指肠和空肠上部进行图像读取的话，也可以在开始工作后立即通过手动启动 AFR，然后口服胶囊内镜，但会消耗电池的电量，有不能对整个大肠进行摄像的危险性，因此需要注意。

保险适用范围

胶囊内镜检查的保险适用范围在 2014 年 1 月被限定为："用于需要结肠镜检查，虽然实施了纤维结肠镜检查，但由于腹腔内粘连等原因而无法一直到达回盲部的患者的情况"；"用于虽然需要结肠镜检查，但有腹部手术史，设想有粘连的情况等，被判断为因器质性异常而难以实施纤维结肠镜检查的患者"。器质性异常包括溃疡性结肠炎等炎症性疾病。

另外，在 2020 年 4 月保险适用范围被扩展到下述情况："在慢性便秘症的放射学方面，

例如在腹部单纯 X 线检查中，乙状结肠的阴影越过髂嵴、存在于头侧的情况，以及横结肠的阴影存在于靠近髂嵴尾侧的盆腔内，或者肝曲和脾曲的阴影扫出呈环状的结肠冗长症"；用于"即使使用了 3 种不同的降压药，血压仍控制不良的高血压病（收缩压 160 mmHg 以上）"、"慢性阻塞性肺病（1 秒率低于 70%）"或"左心室射血分数（left ventricular ejection fraction，LVEF）低下（LVEF 低于 40%）"中的某种情况，且判断为因身体负担而难以实施纤维结肠镜的患者时。保险分数（D313，2）为 1550 分，胶囊内镜本体的保险偿付价格为 83 100 日元。

由于胶囊内镜为一次性使用的内服型，所以即使在从粪便中有可能排出 SARS-CoV-2 等病毒的情况下，从防止感染的角度认为胶囊内镜也是有用的。

前处置/助推剂（booster）

作为前处置（胶囊内服前的处置）/助推剂（胶囊内服后的处置），在实施检查的前一日三餐吃低残渣食物，前一日夜内服柠檬酸镁高渗溶液和匹可硫酸钠（Sodium picosulfate）水合物溶液，检查当天内服含有抗坏血酸的聚乙二醇电解质制剂。作为胶囊内镜进入小肠后的

表1 大肠胶囊内镜的前处置/助推剂（日本胶囊内镜学会推荐方案）

a　大肠息肉用

		方案
前两日	就寝前	番泻苷3片（36 mg）；便秘时（慢性便秘者从1周前开始每日内服泻剂）
前一日	早，午，晚	低残渣食物
	PM 7:00—10:00	将柠檬酸镁散剂（Magcorol P®）1包（50 g）溶解于180 mL水中内服（高渗法）
	就寝前	吡苯氧磺钠口服制剂（Laxoberon®）1支+水80 mL（1杯）
检查当日	AM 9:30	复方维生素C钠钾散（MoviPrep®）1000（~500）mL+水分500（~250）mL：直到便洗净
	AM 10:00—11:00	枸橼酸莫沙必利片（Gasmotin®）4片内服→吞下胶囊内镜
		步行促进或右卧位
		1 h后，未到达小肠→甲氧氯普胺制剂（Primperan®）1支（10 mg）肌注（任选项）
		进一步1 h后未到达小肠→甲氧氯普胺制剂（Primperan®）1支（10 mg）肌注（任选项）
	到达小肠后	加香蓖麻油1支（30 mL）+复方维生素C钠钾散（MoviPrep®）100 mL
		接下来，复方维生素C钠钾散（MoviPrep®）400 mL+水分250 mL
		接下来，复方维生素C钠钾散（MoviPrep®）500 mL+水分250 mL
	PM 5:00 未排泄	①甲氧氯普胺制剂（Primperan®）1支（10 mg）肌注（任选项）
		②加香蓖麻油1支（30 mL）+水分100 mL（任选项）
		③将柠檬酸镁散剂（Magcorol P®）1包（50 g）溶解于180 mL水中内服（任选项）
		④甘油灌肠60 mL

b　溃疡性结肠炎用

		方案
前一日		限制饮食，无前处置
检查当日	AM 6:30	复方维生素C钠钾散（MoviPrep®）500 mL+水分250 mL
	AM 9:00	二甲硅油滴剂（Gascon® Drops）2 mL内服后吞下胶囊内镜
	到达小肠后（AM 10:00）	蓖麻油20 mL内服
		复方维生素C钠钾散（MoviPrep®）500 mL+水分250 mL
	PM 0:00未排泄	复方维生素C钠钾散（MoviPrep®）500 mL+水分250 mL
	PM 3:00未排泄	复方维生素C钠钾散（MoviPrep®）500 mL+水分250 mL
	PM 4:00	开始进食

水分：水、茶、苹果汁、运动饮料均可。

〔转载自日本胶囊内镜学会网页〕

助推剂，内服蓖麻油对提高记录时间内的排泄率（全大肠观察率）特别有效。日本胶囊内镜学会推荐的方案如**表1**所示，希望大家能够参考。由于供溃疡性结肠炎用的方案主要是为了评估炎症而制作的，因此与大肠息肉用的不同，不需要进行前处置。

大肠肿瘤的诊断

据报道，大肠胶囊内镜对大肠肿瘤需要治疗的病变的灵敏度为94%，对表面型大肠肿瘤的检出能力也较高，因此人们期待其与CTC一起作为提高大肠癌检诊就诊率的工具。不过，

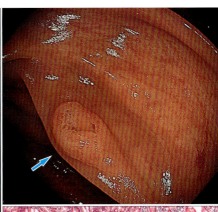

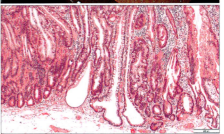

	a	b
		c

图2 锯齿状腺瘤。升结肠，0-Ⅱa + Ⅱc型，无蒂锯齿状病变伴发育异常（sessile serrated lesion with dysplasia），瘤径12 mm

a 大肠胶囊内镜像。蓝色箭头所指为病变。

b 结肠镜像。蓝色箭头所指为病变。

c 内镜下黏膜切除标本的组织病理像（HE染色）。

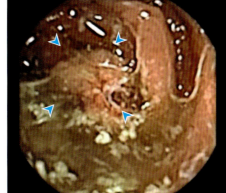

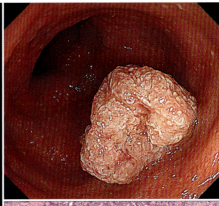

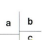

图3 溃疡性结肠炎相关早期癌。乙状结肠，0-Ⅰsp型，中分化管状腺癌，pT1b，瘤径11 mm

a 大肠胶囊内镜像。蓝色箭头所指为病变。

b 结肠镜像。

c 内镜黏膜下剥离术（endoscopic submucosal dissection，ESD）切除标本的组织病理像（HE染色）。

需要注意的是，其与可自由操作、能够洗净/吸引残渣的常规的结肠镜不同，在因重力、蠕动、前处置和推进剂的作用而被动移动、不能洗净/吸引残渣的胶囊内镜检查中有盲点。特别是对通过速度快的盲肠、横结肠、直肠要通过低速或逐帧地谨慎读片，在残渣多的情况下要注意在残渣的间隙中是否隐藏着病变。因为在肠腔洗净度低时病变的检出率降低，因此需要事先确认通便情况，调整检查当天及前一天的前处置方案。位于升结肠的表面型肿瘤的图像如**图2**所示。

另外，大肠胶囊内镜对于溃疡性结肠炎等

炎症性肠病的炎症部位的监测也很有用（**图3**）。近年来，为了改善炎症性肠病的长期预后，推荐达标治疗（treat-to-target）的治疗策略。具体来说，在血便、腹泻症状改善的基础上，活动期每 3 ~ 6 个月、缓解期每 6 ~ 12 个月评估内镜下黏膜愈合情况，再次研究治疗方案。实际上，在短期内反复进行常规的结肠镜检查会给患者身体带来很大的负担，因此期待大肠胶囊内镜的活用。溃疡性结肠炎相关肿瘤有时即使是通过常规的结肠镜检查也很难发现，要求在大肠胶囊内镜检查中能够扫查出来目前很难。但是，在隆起型肿瘤和易出血性肿瘤的情况下，即使是通过大肠胶囊内镜检查也可以扫查出来（**图3**），当不能读片时，从一开始就不要放弃，需要慎重地观察。

结语

在美国，2021 年 11 月，美国食品药品监督管理局（Food and Drug Administration，FDA）批准了小肠胶囊内镜的居家检查。Medtronic 公司与亚马逊公司、医疗法人 Kaiser Permanente 公司合作，通过将器材送货上门、进行远程援助以及接收作业，使得在自家进行的胶囊内镜检查成为了可能。虽然胶囊内镜本体目前还很昂贵，但由于是更简便的检查方法，胶囊内镜今后有望在癌检诊中发挥重要的作用。

参考文献

[1]大宮直木. 内視鏡検査が困難な場合の大腸がんスクリーニングー大腸カプセル内視鏡. 日本消化器内視鏡学会（監）. 下部消化管内視鏡スクリーニング検査マニュアル. 医学図書出版, pp 182–187, 2018.
[2]大宮直木. カプセル内視鏡. 胃と腸 56: 738–739, 2021.
[3]Ohmiya N, Hotta N, Mitsufuji S, et al. Multicenter feasibility study of bowel preparation with castor oil for colon capsule endoscopy. Dig Endosc 31: 164–172, 2019.
[4]Saito Y, Saito S, Oka S, et al. Evaluation of the clinical efficacy of colon capsule endoscopy in the detection of lesions of the colon: prospective, multicenter, open study. Gastrointest Endosc 82: 861–869, 2015.

Summary

Diagnosing Colorectal Tumors Using Colon Capsule Endoscopy

Naoki Ohmiya[1]

CCE（colon capsule endoscopy）can be used instead of colonoscopy or computed tomography colonography, when a previous colonoscopy was inadequate or when patients were unable to undergo colonoscopy due to inflammatory bowel diseases. Furthermore, CCE indications in Japan's health insurance system have been expanded to include some physical distress and dolichocolon with chronic constipation. The specifications, preparation, indications, and colorectal tumor detection of CCE are summarized in this chapter.

[1]Department of Advanced Endoscopy, School of Medicine, Fujita Health University, Toyoake, Japan.

CT 结肠成像（CT colonography）的最前沿

鹤丸 大介 [1]

西牟田 雄祐

甲斐 圣广

高津 宪之 [2]

宫坂 光俊

村木 俊夫 [3]

上田 真信

伊牟田 真功 [4]

林 奈留美

三宅 基隆 [5]

森 一宏 [6]

前田 和弘

石神 康生 [1]

摘要●CT结肠成像（CT colonography，CTC）是专门针对大肠的CT的术语，是一种在通过自肛门送气使大肠扩张的状态下进行摄像的手法，在日本作为大肠癌的术前检查、大肠癌和息肉的筛查方法正在普及。在大肠癌术前检查方面，除了利用CT进行淋巴结转移诊断、远处转移诊断外，还可以利用CTC进行肿瘤位置诊断及浸润深度诊断。作为CTC对大肠息肉筛查的结果，对6 mm以上息肉的灵敏度为73%～98%，特异性为80%～93%，是完全可以接受的结果。另外，近年来随着CT摄像设备的技术革新和人工智能（AI）的引入，CTC在大肠癌诊疗领域迎来了新的局面。

关键词　CT 结肠成像（CT colonography）　大肠 CT　大肠癌　大肠息肉　大肠癌诊诊

[1] 九州大学大学院医学研究院临床放射線科学分野
〒 812–8582 福岡市東区馬出 3 丁目 1–1
E–mail：tsurumaru.daisuke.931@m.kyushu-u.ac.jp
[2] 国立病院機構九州がんセンター消化管・内視鏡科
[3] 宗像医師会病院放射線科
[4] 熊本大学病院画像診断・治療科
[5] 国立がん研究センター中央病院放射線診断科
[6] 医療法人親愛天神クリニック

前言

CT 结肠成像（CT colonography，CTC）是专门针对大肠的 CT 的术语，是一种在通过自肛门送气使大肠扩张的状态下进行摄像的手法。从 2000 年代初期开始报道其有效性，在日本作为大肠癌的术前检查而得到普及，作为取代灌肠 X 线造影检查的检查项目而广为人知。另外，CTC 在大肠息肉检出上的精度也得到了充分的保证，作为对大肠癌及大肠息肉的筛查项目也备受关注，在日本于 2012 年将 "大肠 CT 摄影" 纳入了保险范围。

在 2012 年本系列丛书也曾就肠三维 CT 诊断的现状出版了一本图书，但认为对于各位内镜医生来说，CTC 现在还是一个比较陌生的领域。

为了让大家充分理解 CTC 在 20 多年的历史中取得了多大程度的进步，以及今后如何与最近成为热门话题的人工智能（artificial intelligence，AI）一起应用，我们邀请了活跃在 "前沿" 领域的专家共同撰写文章，在本文中将介绍关于 CTC 在大肠癌诊疗方面的现状和今后的展望，一并阐述最新的见解。

CTC的定位

在日本没有关于 CTC 的官方指南。在国外，2014 年由欧洲胃肠道和腹部放射学

表1 ESGAR和ESGE制定的CTC指南

内容	推荐度	可信度
大肠肿瘤的诊断	强烈推荐	高
结肠镜检查不完全的情况	强烈推荐	中
梗阻性大肠癌的诊断	强烈推荐	中
不能进行结肠镜检查的情况	强烈推荐	高
检诊（不推荐）	一般推荐	低

［根据 "Spada C, et al. Clinical indications for computed tomographicc olonography: European Society of Gastrointestinal Endoscopy（ESGE）and European Society of Gastrointestinal and Abdominal Radiology （ESGAR）guideline. Eur Radiol 25：331–345, 2015" 制成］

会（European Society of Gastrointestinal and Abdominal Radiology，ESGAR）以及欧洲消化内镜学会（European Society of Gastrointestinal Endoscopy，ESGE）两者共同主编制定了CTC指南（**表1**）。虽然"大肠肿瘤的诊断"和"不能进行结肠镜检查的情况"的推荐度和证据水平都很高，但认为在日本前者的定位较高。另外，关于"结肠镜检查不完全的情况"，由于近年来内镜设备的进步，认为所谓插入困难的病例已经大幅减少。综上所述，作为CTC在日本的大肠癌诊疗中的定位，认为有以下3方面：①大肠癌术前检查；②大肠癌筛查；③大肠癌检诊的精密检查。另外，作为值得参考的建议，2016年由日本消化道癌检诊学会提出了"作为精密检查手法的大肠CT检查的定位以及必要条件和课题"，详细内容将在后面介绍。

1. 作为大肠癌术前检查的CTC

在日本的大肠癌术前检查中，一般是通过内镜检查进行大肠癌的浸润深度诊断和大致的肿瘤位置诊断，通过灌肠X线造影检查确认肿瘤位置。在CTC已经普及的当下，在内镜检查后迅速施行CTC，在评估淋巴结转移和远处转移的同时进行局部诊断的手法（同日检查法）成为主流。因为通过送气使大肠扩张，所以几乎都是晚期癌的大肠癌能被良好地扫查出来，位置诊断和定性诊断都是可能的。在日本医学放射学会主编的《影像诊断指南》（2021年版，

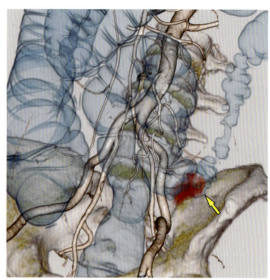

图1 CTC像。乙状结肠癌。60多岁，男性。为融合了大肠的管腔、血管、骨的图像，一眼就能掌握肿瘤的位置信息（黄色箭头）

第3版）中也明确记载着"CTC对晚期大肠癌的位置诊断是有用的"。另外，如果快速静注碘造影剂，拍摄动脉相，重构三维影像的话，就可以制作出肿瘤、管腔、血管的融合(fusion)图像，作为掌握腹腔镜手术前定向的目的，可以提供非常有用的图像信息（**图1**）。

2. 作为大肠癌筛查检查的CTC（大肠CT）

2008年Johnson等实施了大规模试验，报道了大肠息肉检出方面的CTC结果，为灵敏度和特异性都很高，是完全可以接受的结果。以此为契机，CTC作为大肠息肉的筛查检查法得到普及，此后在国内外都有大规模的前瞻性试验的报道。

一般CTC中目标病变的尺寸为6 mm以上或10 mm以上。据报道，根据系统性综述的结果，10 mm以上时的灵敏度为67%～93%，特异性为86%～98%；6 mm以上时的灵敏度为73%～98%，特异性为80%～93%。在日本于2012年将"大肠CT摄影加算"纳入保险范围，对于在其他检查中怀疑大肠恶性肿瘤的患者，在一定条件下可将CTC纳入保险范围（**表2**）。

在日本，对于结肠镜的刚性需求来说，内

镜医生的数量很难说是充足的，CTC 作为大肠癌的筛查检查，是可以改善这种状况的工具。

3. 作为大肠癌检诊精密检查的CTC

目前，日本在大肠癌检诊（便潜血检查）呈阳性的情况下，是通过全结肠镜进行精密检查。在全结肠镜检查困难的情况下，允许联合应用乙状结肠镜检查和灌肠 X 线造影检查。但是，"对于在其他检查中被怀疑有大肠恶性肿瘤的患者"，可推算的大肠 CT 未被认可作为检诊的精密检查。对此，2016 年由日本消化道癌检诊学会提出建议，认为应该将大肠 CT 检查作为大肠癌检诊精密检查的选项。目前已达成共识，作为大肠癌筛查检查法之一被确立的 CTC 也应被允许作为大肠癌检诊的精密检查。

CTC成像法

1. 前处置

CTC 的前处置是以结肠镜检查和灌肠 X 线造影检查为准进行的前处置。虽然以大肠空虚最为理想，但由于可以通过仰卧位、俯卧位两种体位摄影来进行补充完全，因此允许有少许的残便和残液。从检查前一天开始摄取低渣饮食和基于大肠检查饮食标准的饮食，从检查前一天开始内服泻药，根据检查时间内服肠道清洁剂。另外，添加了具有在肠腔内保持水分性质的难消化性糊精的 CTC 专用检查食品也已上市。

2. 示踪（tagging）

当大肠内有残液时病变会被水淹没，是漏诊的原因。另外，有时残便也会作为假病变被扫查出来。而所谓的示踪（tagging）则是反其道而行之，通过内服示踪剂使残液和残便高吸收，进一步提高对病变和残液、残便之间的辨识性。另外，还可以通过计算机处理选择性地消除和表示因示踪剂而高吸收的残液和残便（电子清洗），对残液内的病变检出有效（**图 2**）。作为示踪剂，硫酸钡和泛影葡胺制剂（Gastrografin）是比较知名的，其一般与检查食品和肠道清洗剂一起使用。日本于 2016 年作为保险适用药品在药价

表2 大肠CT摄影加算的条件
· 在其他检查中怀疑大肠恶性肿瘤的患者
· 使用64列或16列以上的多层螺旋（multislice）型的机器
· 采用直肠用导管注入二氧化碳
· 进行三维图像处理

基准中收录了 CTC 专用的使用硫酸钡的示踪剂（经口造影剂 Colonphoto®25% 内用悬浊液，伏见制药所制造）。在 CTC 中通过示踪剂可减少前处置，对被检者的顺应性超过内镜检查。

3. 肠扩张

在 CTC 中为了进行正确的诊断，肠扩张是必要条件。如前所述，作为大肠 CT 摄影加算条件之一，需要使用直肠用导管注入二氧化碳，在日本于 2011 年批准了二氧化碳自动送气装置。二氧化碳自动送气装置是自动控制二氧化碳的送气量和压力的装置，能够保持稳定的大肠的扩张。另外，在被检者表示腹胀或不适的情况下可适当调整。

4. 摄影

原则上要把摄影时的放射线暴露控制在最小限度。为了降低受照剂量，一般需要使用低管电流、低管电压以及自动曝光控制（auto exposure control，AEC）的摄影。近年来，通过迭代重建法（iterative reconstruction，IR）可在低受照剂量下获得低噪声图像。特别是在仅以大肠管腔的检诊为目的的 CTC 中，每次检查的平均实行剂量的目标为 3 ~ 5.7 mSv。近年来，还可进行每个体位低于 1 mSv 的超低剂量摄影。另外，现在因为工作任务转移（task shift），诊疗放射线技师被允许进行直肠用导管的肛门插入、二氧化碳送气、CT 摄像等一系列的操作，医生的负担正在得到减轻。

通过CTC进行的大肠癌诊断

1. 定位诊断

通过结肠镜检查得到的病变的定位诊断并不一定正确。腹腔镜手术要求更准确的定位诊

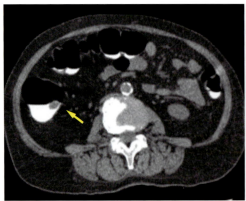

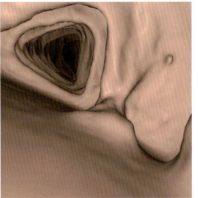

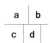

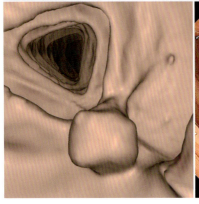

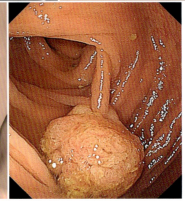

图2 CTC的示踪
a CT轴位断面像。大肠内的残液因高吸收被标记，在升结肠的示踪剂中息肉被扫查出来（黄色箭头）。
b CTC虚拟内镜像（电子清洗前）。由于残液而内腔的评估不充分。
c CTC虚拟内镜像（电子清洗后）。残液被除去，息肉被清晰地扫查出来。
d 常规内镜像。可以确认相当于CTC中病变的有蒂性息肉。

断，而且为了决定切除范围，需要预先知道整个大肠的走行情况。如前所述，由于CTC不仅可以显示肿瘤，还可以同时显示大肠的管腔，因此其定位诊断能力非常强大。

另一方面，对于侧向发育型大肠肿瘤（laterally spreading tumor，LST）这样的表面型肿瘤，与结肠镜检查相比，CTC的灵敏度较差，据报道在日本的大规模试验中，其对10 mm以上的表面型肿瘤的检出灵敏度为68%。但是，如果采用同日检查法，在内镜检查中进行充分的前处置的话，早期癌和LST也可以充分地被扫查出来（图3）。

2. 浸润深度诊断

关于大肠癌的浸润深度诊断，病变的尺寸和形态很重要。例如，一般认为在有蒂性病变中没有晚期癌，通过CTC中的体位变换可以观察到病变顶部的移动时，提示有蒂性病变。关于临床上重要的深于黏膜下浸润的诊断，一直

以来在灌肠X线造影检查中采用的由牛尾等提出的侧面变形分类很有用（**表3**），也可应用于CTC。利用CTC制作的虚拟灌肠像可以在三维的各个方向上进行显示，有时甚至能比灌肠X线造影检查更准确地评估侧面像（**图4**）。另外，还有报道称，通过在几何学上评估侧面变形可以更准确地诊断大肠癌的浸润深度。

对于晚期癌的浸润深度诊断，放大内镜检查和超声内镜（endoscopic ultrasonography，EUS）检查都有局限性，CTC明显优于前者。在CTC中，可通过二维图像着眼于浆膜外脂肪组织进行浸润深度诊断。在脂肪组织的CT值上升的情况下，多诊断为深于浆膜浸润（**图5**）。在原发灶和邻近脏器紧密接触，中间缺乏脂肪层的情况下，则诊断为向邻近脏器的直接浸润。另外，作为CTC特有的评估法，利用虚拟展开像可以对环周率进行定量性的评估（**图6**）。晚期大肠癌的环周率和浸润深度有相关性，有

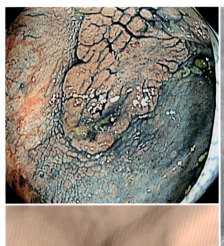
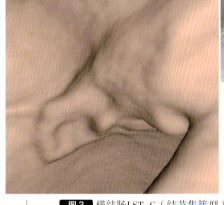
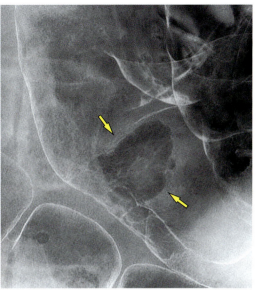

a
b
c

图3 横结肠LST-G（结节集簇型）。70多岁，男性
a 内镜像（靛胭脂色素染色像）。在横结肠中见有高度较低的1/3周性的LST-G。
b 灌肠X线造影像。肿瘤被清晰地扫查出来（黄色箭头）。
c CTC虚拟内镜像。肿瘤的扫出与内镜像一样良好。

报道称环周率在 50% 以上的情况下为深于浆膜浸润。

CTC的最新技术

　　近年来，作为新型的 CT 摄像设备，双能量 CT（Dual-Energy CT，DECT）得到普及，临床的实用性不断提高。DECT 通过获取两种不同 X 线能量的图像数据，可定性评估对象组织的组成。详细情况就不多说了，例如对于尿路结石可以辨别尿酸结石和草酸钙结石。通过应用 DECT 的光谱 CT 可获取非造影图像、碘密度、实行原子序数图像等各种图像参数，在消化道领域也有应用（**图7**）。其中，碘密度可间接评估肿瘤组织的新生血管和间质等的组成、血流等，也被应用于大肠癌的淋巴结转移诊断等。

表3 牛尾等的一侧性侧面变形的分类

	癌的浸润量、深度
无变形	止于黏膜固有层或极少量浸润于黏膜下层
角状变形	向黏膜下层的中等量浸润
弧状变形	癌灶大块浸润于黏膜下层或少量浸润于固有肌层
台状变形	浸润于固有肌层或深于固有肌层的晚期癌

（根据"牛尾恭辅，他. 消化管癌のX线诊断における側面像の意義—二重造影による深達度诊断. 胃と腸 21：27-41,1986"制成）

人工智能（AI）技术在CTC中的应用

　　如前所述，CTC 对大肠肿瘤的诊断能力是完全可以接受的。另一方面，以二维图像和三维图像这两者为对象的读片工作非常烦琐，需

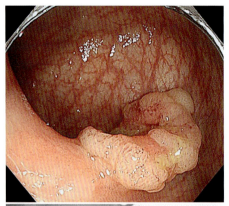

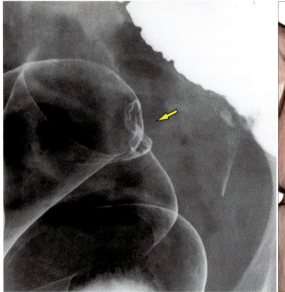

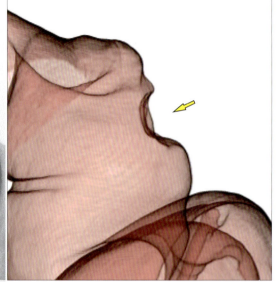

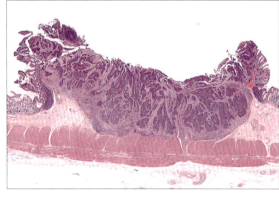

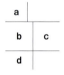

图4 直肠癌。0-Ⅱa+Ⅱc型。黏膜下浸润。40多岁，女性
a 内镜像。在直肠上见有高度较低的隆起。
b 灌肠X线造影像。由于无法得到完整的侧面像，很难进行评估（黄色箭头）。
c CTC虚拟灌肠像。为完整的侧面像，见有弧状变形（黄色箭头）。
d 组织病理像。中分化管状腺癌为主体，见有向黏膜下深部的浸润。

要相当丰富的经验和大量的劳力。

　　作为保证诊断质量和效率的诊断辅助技术之一，计算机辅助检测（computer-aided detection，CAD）的开发从2000年前后开始，关于CAD对隆起型病变诊断的有用性，在国内外都有报道。CAD单独的息肉检出能力对于6 mm以上者高达90%，对于10 mm以上者高达96%，与熟练的放射线诊断医生相比达到了相同水平。另外还显示，通过同时使用CAD，无论是熟练者还是非熟练者都能改善对病变的

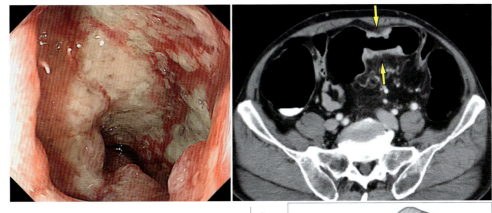

	a	b
		c

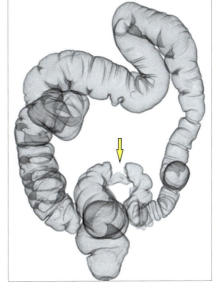

图5 乙状结肠癌。2型。浆膜下浸润。50多岁，男性

a 内镜像。见有全周性的2型病变。

b 造影CTC横断面像。在乙状结肠见有全周性的肠壁增厚。浆膜侧的边界规则，脂肪组织的混浊也不明显（黄色箭头）。

c CTC虚拟灌肠像。扫查出所谓的苹果核征（apple core sign）（黄色箭头）。大肠的整体像，病变的位置也很清楚。

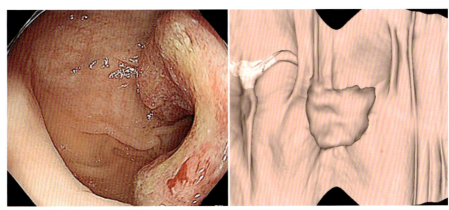

a | b

图6 直肠癌。2型。40多岁，男性

a 内镜像。见有半周性的2型病变。因为是弯曲部，所以很难掌握整体情况。

b CTC虚拟展开像。可以像切除标本一样俯瞰病变。通过管腔和病变的短轴径的除法可以算出环周率（本病例为36.8%）。

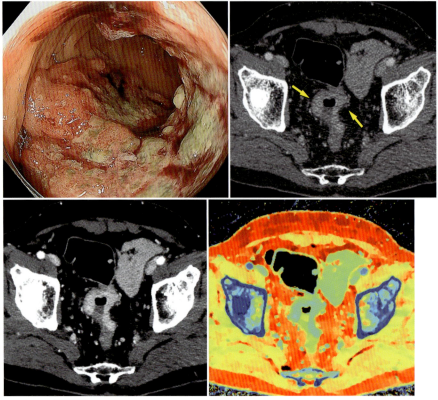

a | b
c | d

图7 直肠癌。2型。70多岁，男性

a 内镜像。见有大致接近全周性的2型病变。
b 造影CTC像（门静脉相）。在直肠见有肠壁增厚，但由于肠液而与管腔之间的边界不清（黄色箭头）。
c 虚拟单色X线图像（40 keV）。对比度增加，病变被清晰地扫查出来。
d 实行原子序数图像。与虚拟单色X线图像一样，可识别出病变。

检出能力，能够缩短读片时间。据此，在欧美逐渐在CTC诊断用工作站中安装了CAD软件。

近年来，全世界都在报道 AI 技术的进步及其在医疗领域的应用。在日本的放射线诊断领域，以深度学习（deep learning，DL）为核心开发的肺结节检出、脑动脉瘤检出、肋骨骨折检出等多个 AI 软件已获得批准，可应用于临床现场。然而，在 CTC 方面还没有采用 DL 技术的已获得批准的 AI 产品。今后，期待能开发这类产品。

结语

CTC 作为大肠癌的术前检查已固定下来，作为筛查检查也处于逐步普及阶段，在大肠癌诊疗上是确立的诊断方法。此外，最近由于工作任务转移、CT 摄像设备性能的提高以及 AI 技术的进步，CTC 迎来了新的局面。希望通过本文，大家能够了解这些，CTC 能够进一步发展和普及，为提高大肠癌的诊疗水平做出贡献。

参考文献
[1]飯沼元，三宅基隆. CT colonography—大腸癌スクリーニングへの応用を目指した画像処理法の開発. 胃と腸 47: 12–24, 2012.
[2]Spada C, Stoker J, Alarcon O, et al. Clinical indications for computed tomographic colonography：European Society of Gastrointestinal Endoscopy（ESGE）and European Society of Gastrointestinal and Abdominal Radiology（ESGAR）guideline. Eur Radiol 25: 331–345, 2015.
[3]日本消化器がん検診学会大腸がん検診精度管理委員会. 委員会報告—精密検査の手法として大腸CT検査の位置づけおよび必要条件と課題. 日消がん検診誌 54:

425–441, 2016.

[4]日本医学放射線学会（編）．画像診断ガイドライン 2021年版，第3版．金原出版，pp 323–324, 2021.

[5]Johnson CD, Chen MH, Toledano AY, et al. Accuracy of CT colonography for detection of large adenomas and cancers. N Engl J Med 359: 1207–1217, 2008.

[6]Lin JS, Perdue LA, Henrikson NB, et al. Screening for colorectal cancer: Updated evidence report and systematic review for the US preventive services task force. JAMA 325: 1978–1988, 2021.

[7]Mitsuzaki K, Iinuma G, Morimoto T, et al. Computed tomographic colonography with a reduced dose of laxative using a novel barium sulfate contrast agent in Japan. Jpn J Radiol. 37: 245–254, 2019.

[8]丸山健，永田浩一，和田幸司，他．逐次近似応用再構成法を用いた超低線量大腸CT検査の有用性．日消がん検診誌 56: 302–311, 2018.

[9]Nagata, K, Endo S, Honda T, et al. Accuracy of CT colonography for detection of polypoid and nonpolypoid neoplasia by gastroenterologists and radiologists: A nationwide multicenter study in Japan. Am J Gastroenterol 112: 163–171, 2017.

[10]牛尾恭輔，後藤裕夫，村松幸男，他．消化管癌のX線診断における側面像の意義―二重造影像による深達度診断．胃と腸 21: 27–41, 1986.

[11]Miyasaka M, Tsurumaru D, Nishimuta Y, et al. Diagnosis of early colorectal cancer invasion depth by quantitative evaluation of the basal indentation in CT colonography. Jpn J Radiol 34: 786–794, 2016.

[12]金本高明，松木充，金澤秀次，他．マルチスライスCTによるMPRを用いた大腸癌の深達度診断．臨放 50: 1051–1056, 2005.

[13]Tsurumaru D, Takatsu N, Kai S, et al. Measurement of circumferential tumor extent of colorectal cancer on CT colonography: relation to clinicopathological features and patient prognosis after surgery. Jpn J Radiol 39: 966–972, 2021.

[14]Utano K, Endo K, Togashi K, et al. Preoperative T staging of colorectal cancer by CT colonography. Dis Colon Rectum 51: 875–881, 2008.

[15]Xu JJ, Taudorf M, Ulriksen PS, et al. Gastrointestinal applications of iodine quantification using dual-energy CT: A systematic review. Diagnostics (Basel) 10: 814, 2020.

[16]Liu H, Yan F, Pan Z, et al. Evaluation of dual energy spectral CT in differentiating metastatic from non-metastatic lymph nodes in rectal cancer: Initial experience. Eur J Radiol 84: 228–234, 2015.

[17]Miyake M, Iinuma G, Taylor SA, et al. Comparative performance of a primary-reader and second-reader paradigm of computer-aided detection for CT colonography in a low-prevalence screening population. Jpn J Radiol 31: 310–319, 2013.

[18]Taylor SA, Halligan S, Burling D, et al. Computer-assisted reader software versus expert reviewers for polyp detection on CT colonography. AJR Am J Roentgenol 186: 696–702, 2006.

[19]Halligan S, Taylor SA, Dehmeshki J, et al. Computer-assisted detection for CT colonography: external validation. Clin Radiol 61: 758–763, 2006.

[20]Dehmeshki J, Halligan S, Taylor SA, et al. Computer assisted detection software for CT colonography: effect of sphericity filter on performance characteristics for patients with and without fecal tagging. Eur Radiol 17: 662–668, 2007.

Summary

Current Status of CT Colonography

Daisuke Tsurumaru[1], Yusuke Nishimuta, Satohiro Kai, Noriyuki Takatsu[2], Mitsutoshi Miyasaka, Toshio Muraki[3], Masanobu Ueda, Masanori Imuta[4], Narumi Hayashi, Mototaka Miyake[5], Kazuhiro Mori[6], Kazuhiro Maeda, Kousei Ishigami[1]

CTC (CT colonography) is a CT technique specialized for the large bowel, in which the latter is dilated with air supplied through the anus. In Japan, it is widely accepted as a preoperative examination for CRC (colorectal cancers) and as a screening test for colorectal polyps. The primary tumor can be visualized in the preoperative workup to examine nodal and distant metastases. With screening tests for colorectal polyps, the detection rate is acceptable with a sensitivity of 73%–98% and specificity of 80%–93% with sizes of 6mm or greater. Currently, CTC has entered a new phase in CRC treatment thanks to technological innovations in CT equipment and advances in artificial intelligence.

[1]Department of Clinical Radiology, Graduate School of Medical Sciences, Kyushu University, Fukuoka, Japan.

[2]Department of Gastrointestinal Endoscopy, National Hospital Organization Kyushu Cancer Center, Fukuoka, Japan.

[3]Department of Radiology, Munakata Medical Association Hospital, Munakata, Japan.

[4]Department of Diagnostic Radiology, Faculty of Life Sciences, Kumamoto University, Kumamoto, Japan.

[5]Department of Diagnostic Radiology, National Cancer Center Hospital, Tokyo.

[6]Tenjin Clinic, Medical Corporation Shin-ai, Fukuoka, Japan.

利用人工智能（AI）的结肠镜检查的最前沿

——内镜插入的辅助

池松 弘朗[1]

新村 健介

工藤 进英[2]

三泽 将史

一政 克朗

山野 泰穗[3]

吉井 新二

摘要●由于结肠镜插入手技的难度较大，也有不少无法到达盲肠的病例。但是，有关插入法的教学方法至今尚未被确立。因此，在由日本内阁府发起的项目——战略性创新推进计划（SIP）的课题"基于人工智能（AI）的医学高级诊断、治疗系统的研究开发"中，正在进行内镜AI操作辅助系统的开发。目标是在目前使用的内镜上，利用传感器分析内镜前端的空间识别技术以及熟练医生具有的内镜操作的高技能，开发搭载通过AI推定适当操作技术的辅助系统。

关键词　　结肠镜插入　人工智能　插入辅助系统　内镜 AI
战略性创新推进计划（SIP）

[1] 国立がん研究センター東病院消化管内視鏡科　〒277–8577 柏市柏の葉 6 丁目 5–1　E–mail : hikemats@east.ncc.go.jp
[2] 昭和大学横浜市北部病院消化器センター
[3] 札幌医科大学医学部消化器内科講座

前言

罹患大肠癌的患者在世界范围内明显增加。在日本大肠癌也是患病率最高的癌症。因此，预计今后结肠镜检查将增加。结肠镜检查是对大肠癌的早期发现和预防有用的检查，但是在插入技术、息肉的检出技术等方面难度较大，对医生来说时间和劳力的负荷很大。

向大肠的内镜插入虽然是结肠镜检查的基本操作，但由于其手技难度较大，也有不少未能到达盲肠的病例。因为乙状结肠和横结肠没有被固定在腹膜上，富有可动性，当在可以看到管腔的状态下插入内镜时，肠管就会被拉伸，产生肠系膜的拉长、扭曲等。因此，不仅给患者带来剧烈的疼痛，而且使内镜无法前行，实施检查也变得困难。另外，由于粗暴的内镜操作，有时也会引起穿孔、出血等严重的并发症。因此，不拉伸肠管的内镜插入是最理想的，但这很大程度上取决于术者的手技。特别是在通过弯曲部时，需要在接近肠壁的状态下辨识接下来的管腔，需要使内镜像滑入一样插入，但对于接下来在哪个方向上有管腔等的辨识，由于术者的手技和经验的差异，辨识的时间也有所不同。检查的时间越长，注入的空气量（二氧化碳）也越多，使得此后的插入变得更加困难，这是导致检查时间进一步延迟和患者产生痛苦等的原因。

另外，结肠镜插入不仅需要插入内镜的操作，还需要拉回内镜的操作等。熟练的医生通过积累大量的经验，利用各种各样的判断要素来决定插入方向和推拉，但是对于那些经验不足的医生来说，时间和劳力的负担非常大。用

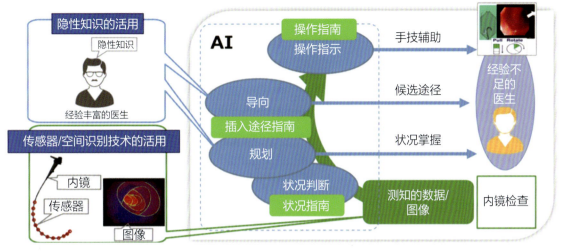

图1 内镜AI操作辅助系统的开发

语言来传达关于手技的经验和感觉是很不容易的，这是一个主要原因，关于结肠镜插入法的教学方法至今还没有被确立。

战略性创新推进计划

在日本内阁府发起的项目——战略性创新推进计划（strategic innovation program，SIP）的课题中有"基于人工智能（AI）的医学高级诊断、治疗系统的研究开发"。为了确保超高龄社会的医疗质量，控制医疗费用的增加，提高在医疗领域的国际竞争力，减轻医务人员的负担，利用医疗设备等和物联网（internet of things）设备构建医疗大数据，目标是通过利用AI技术开发与减轻医疗现场的负担相关的辅助诊断、教育和交流辅助等软件系统。

在其中的副主题C中设有"应用AI技术开发与减轻患者负担、超早期诊断癌等复发相关的、以血液等超精密检查为中心的辅助软件系统；开发应用基于患者生物信息等的AI技术的诊断、监测及治疗（包括治疗药物）选择等辅助软件系统"。在其中，计划开发对癌症等疾病的发现和复发的超早期诊断有用的、为了减轻患者负担而应用AI技术的血液等超精密检查（包括标本的输送和确保检查结果的质量）

相关的软件系统，还计划进行软性内镜自动插入法的开发。此外，从2018年10月11日开始开展了利用AI技术和大数据构建监测系统和开发医疗器械的研究。其中，奥林巴斯医疗系统公司将使用一部分研究开发资金，负责软性内镜自动插入法的开发，目前正在推进此项开发研究。

内镜AI操作辅助系统的开发

虽然开发结肠镜自动插入法是最理想的，多年来许多研究人员都在尝试开发自动内镜，但没有一种实现实用化，笔者等认为在短期内很难开发成功。此次的目标是在目前使用的内镜上，利用传感器分析更安全、更容易进行结肠镜检查的内镜前端的空间识别技术，以及熟练医生所具有的内镜操作的高技能（隐性知识），研究通过AI推定适当操作的技术，开发兼有这些技术的内镜AI操作辅助系统（**图1**）。通过使用该辅助系统，在实现缩短检查时间和训练时间，减少在检查过程中患者的痛苦的同时，充分利用可提供高质量诊疗的检查信息等数据。

另外，对于内镜检查质量的稳定，分析和记录与检查质量相关的参数是很重要的，这一点从很早以前就曾被指出过，但是因为医生很难对每项检查都记录很多参数，所以该对策一直没有取得进展。由于在医疗领域活用大数据的基础条件建设也日趋活跃，因此认为在结肠镜检查上，信息分析及自动记录也成为可能。因此，以这样的检查质量的稳定为目标的、为了研究检查数据的分析及自动记录系统可行性的检查数据的收集也决定同时进行。

关于结肠镜插入的检查辅助功能的前瞻性观察研究

研究开发体制方面，奥林巴斯医疗系统公司负责综合、分析和检查辅助装置的开发，NEC公司负责通过AI技术进行分析，在日本国立癌症研究中心东医院、札幌医科大学附属医院、昭和大学横滨市北部医院这3家医院进行了实际检查时的患者信息以及熟练度不同的医生施行结肠镜检查时的数据收集。

研究目的是收集对于提高和稳定结肠镜检查质量的结肠镜插入辅助系统的开发以及对于结肠镜检查数据活用法的研究开发所需的信息，在2020年10月—2021年7月期间进行了信息收集。

研究对象为上述各医院的3~4名医生，以及接受这些检查实施医生施行的全结肠镜检查的患者。

患者的选择标准为：①计划进行从盲肠到直肠的全结肠镜检查的患者；②取得检查同意时年龄在20岁以上的患者；③计划在不使用镇痛药、镇静药的情况下进行检查的患者（但在检查过程中可以根据医生的判断使用镇静药）；④得到研究对象本人书面同意参加研究的患者。排除标准为：①腹部术后和疝气术后的患者（急性阑尾炎除外）；②结肠癌术前的患者，在检查时发现了需要手术的病变；③研究实施医生判断不适合作为本研究的对象的患者。

检查实施医师的选择标准为：①熟练者（实施结肠镜检查的病例数为1000例以上的医师）；②指导师（trainer）（实施结肠镜检查

的病例数为300例以上、不足1000例的医师）；③训练师（trainy）（实施结肠镜检查的病例数不足300例的医生）；④得到研究对象本人书面同意参加研究的医生。除外标准是：研究实施医师判断为作为本研究的对象不合适的检查实施医师。

目标病例数为300例（计划3家医院各100例），目标检查实施医师注册数为12人（计划熟练者、指导师、训练师各3~6人）。

内镜系统使用的是EVIS LUCERA ELITE系统或EVIS X1系统（均由奥林巴斯医疗系统公司制造），大肠视频内镜使用的是CF-HQ290ZI、PCF-H290DI和CF-EZ1500DL（全部由奥林巴斯医疗系统公司制造）。另外，为了监测内镜的插入形状，使用了内镜插入形状观测装置（endoscope position detecting unit，UPD）。在不是UPD内藏内镜的情况下，在将探头型的UPD从钳口插入的状态下进行内镜的插入。

作为患者信息，根据诊疗记录等收集了年龄（岁）、性别（男/女）、身高（cm）、体重（kg）、使用内镜的种类、检查开始时硬度可变、解痉药的种类、镇痛药和镇静药使用的有无及种类等有关的信息。另外，作为实施结肠镜检查时的信息，从医生处收集了插入时的内镜形状、结肠镜图像信息、实施检查医生的声音、眼睛的活动、双手的活动、整体活动的信息；从患者处收集了感觉到疼痛的时间的信息。各种信息是使用**表1**中所示的测量仪器获得的。另外，为了让患者告知感觉到疼痛的时间，让患者拿着疼痛测定仪进行了检查（**图2**）。

成果

在3家医院积累了298例病例，将其结果在奥林巴斯医疗系统公司和NEC公司进行了分析。将内镜医生的水平按照实施结肠镜检查病例数的不同分为水平1（2000例以上）、水平2（500~999例）、水平3（200~499例）、水平4（200例以下），并进行了分析。关于各

表1 实施结肠镜检查时的数据收集方法

测量仪器	收集数据	收集方法
插入形状观测探头，UPD	插入时内镜的形状	实施检查时，将UPD向钳孔插入或利用UPD内藏内镜测定和记录内镜的形状
喉震麦克风	仅检查实施医师的声音	1.从结肠镜插入时到拔去时进行记录 2.将得到的信息记录到高清晰度图像记录装置或记录装置中，或记录到二者中 *在途中更换检查实施医师的情况下，不获取其后的数据
大肠视频内镜	从结肠镜插入时到拔去时的图像信息	1.从结肠镜插入时到拔去时进行记录 2.将得到的信息记录到高清晰度图像记录装置或记录装置中，或记录到二者中
眼球追踪器	检查实施医师的眼睛的活动	使用左侧记载的测量仪器收集检查实施时的信息 *在途中更换检查实施医师的情况下，不获取其后的数据
回转传感器	检查实施医师的两手的活动	使用左侧记载的测量仪器收集检查实施时的信息 *在途中更换检查实施医师的情况下，不获取其后的数据
高速摄影机	检查实施医师的整体活动	使用左侧记载的测量仪器收集检查实施时的信息
疼痛测定仪	患者感到疼痛的时间	使用在感觉疼痛时患者可以报告的仪器收集信息。在感觉疼痛时患者可以持续地按按钮 *对于使用了镇痛药及镇静药的病例，使用药物后不用该仪器收集该信息

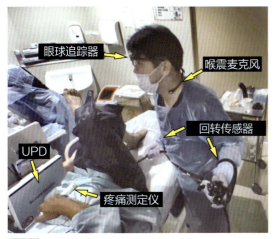

图2 实施结肠镜检查时的数据采集方法

医院各水平的病例数、盲肠到达率、平均盲肠到达时间、平均年龄、性别、BMI、镇痛药和镇静药使用的有无、解痉药的种类、使用的内镜、体位转换的有无、有无用手压迫、硬度可变值的基础信息见**表2**和**表3**。另外，关于各水平的插入形状如**图3**所示。不论术者的经验如何，约50%的病例是在无环形（loop）的情况下插入的（轴保持缩短法），其他的是在做成某种环形后插入的。

由于目前正在开发的系统还处于开发过程中，无法介绍全部，以下将介绍从此次的信息收集中得到了什么，以及可以期待怎样的分析。通过使用UPD，可评估内镜的形状，通过AI分析内镜医生插入时和环形解除时的手的扭转、推拉等操作以及解除的时机等，以及成功病例和失败病例的信息，认为通过指示其操作与内镜的辅助插入相关。还有，例如α环和逆α环解除的扭转是左右相反的，如果知道形成了什么样的环，就可以指示适当的扭转方向。其次，由于通过疼痛测定仪提供的信息可以知道呈什么样的形状时感到疼痛，因此通过在检查时将该信息告知内镜医生，可以避免不合适的操作，有可能成为镇痛药和镇静药使用时机的辅助。最后，通过用眼球追踪器观察内镜医生眼睛的活动，可以分析下一个管腔的预测，预计可以在画面上辅助下一个适当的内镜行进方向（**图4**）。

综上所述，进行了综合分析，并与3家医院的医生和奥林巴斯医疗系统公司进行了充分

表2 收集数据的基础信息1

	合计	医院A	医院B	医院C
合计（病例数）	298	100	100	98
水平1	153	53	43	57
水平2	81	46	31	4
水平3	32	—	16	16
水平4	6	—	—	6
替换病例	26	1	10	15
盲肠到达率*	91%	98%	90%	84%
平均到达盲肠时间（范围）	6 min 20 s （1 min 45 s ~ 1 h 5 min 50 s）	5 min 47 s （1 min 45 s ~ 14 min 37 s）	9 min 14 s （1 min 48 s ~ 20 min 54 s）	17 min 7 s （4 min 27 s ~ 1 h 5 min 50 s）
平均年龄（范围）	65（23 ~ 90）岁	67（34 ~ 85）岁	63（27 ~ 88）岁	66（23 ~ 90）岁
性别				
男性	195（65%）	73（73%）	66（66%）	56（57%）
女性	103（35%）	27（27%）	34（34%）	42（43%）
BMI				
~ 22.0	111（37%）	36（36%）	32（32%）	43（44%）
22.1 ~	185（62%）	63（63%）	68（68%）	54（55%）
不明	2（1%）	1（1%）	—	1（1%）
镇痛药、镇静药使用的有无				
无	261（88%）	94（94%）	70（70%）	97（99%）
从途中	36（12%）	6（6%）	29（29%）	1（1%）
从最初	1（小于1%）	—	1（1%）	—

*：最初的术者可以到达盲肠的比例。

表3 收集数据的基础信息2

	合计	医院A	医院B	医院C
镇痉药类别				
丁溴东莨菪碱	193（65%）	72（72%）	77（77%）	44（45%）
胰高血糖素	96（32%）	23（23%）	19（19%）	54（55%）
无	6（2%）	4（4%）	2（2%）	—
不明	3（1%）	1（1%）	2（2%）	—
不同内镜的病例数				
CF-EZ1500DI	69（23%）	69（69%）	—	—
CF-HQ290ZI	192（64%）	28（28%）	79（79%）	85（87%）
CF-XZ1200I	4（1%）	1（1%）	3（3%）	—
PCF-H290DI	22（7%）	2（2%）	18（18%）	2（2%）
PCF-H290ZI	11（4%）	—	—	11（11%）
体位转换病例数				
无	180（60%）	64（64%）	57（57%）	59（60%）
1次	14（5%）	5（5%）	7（7%）	2（2%）
2次以上	104（35%）	31（31%）	36（36%）	37（38%）
用手压迫病例数				
无	88（30%）	28（28%）	20（20%）	40（41%）
1次	96（32%）	33（33%）	29（29%）	34（35%）
2次以上	111（37%）	36（36%）	51（51%）	24（24%）
不明	3（1%）	3（3%）		
（检查开始时的）硬度可变值				
0	271（91%）	100（100%）	76（76%）	95（97%）
1	23（8%）	—	20（20%）	3（3%）
2	1（0%）	—	1（1%）	—
不明	3（1%）	—	3（3%）	—

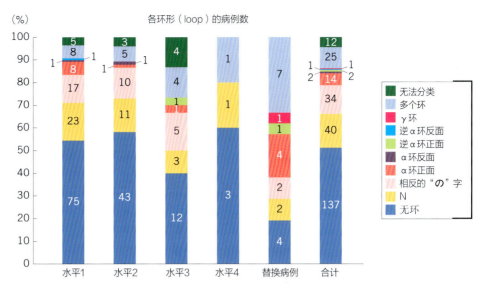

各环形（loop）的病例数

图例：
- 无法分类
- 多个环
- γ环
- 逆α环反面
- 逆α环正面
- α环反面
- α环正面
- 相反的"の"字
- N
- 无环

水平1：75（无环）、23（N）、17（相反的"の"字）、8（α环正面）、1（逆α环反面）、1（逆α环正面）、8（多个环）、5（无法分类）
水平2：43（无环）、11（N）、10（相反的"の"字）、1、1、5（多个环）、3（无法分类）
水平3：12（无环）、3（N）、5（相反的"の"字）、1（逆α环正面）、1、4（多个环）、4（无法分类）
水平4：3（无环）、1、1
替换病例：4（无环）、2（N）、2（相反的"の"字）、4（α环正面）、1（逆α环正面）、1（γ环）、7（多个环）
合计：137（无环）、40（N）、34（相反的"の"字）、14（α环正面）、2、2、1、1、25（多个环）、12（无法分类）

图3 插入形状。不能正确分析的30个病例被排除在分析对象之外。

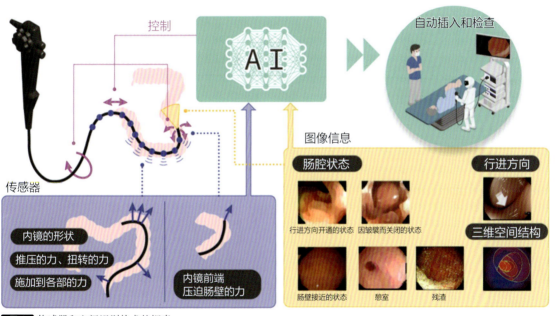

控制

AI

自动插入和检查

传感器

内镜的形状
推压的力、扭转的力
施加到各部的力

内镜前端压迫肠壁的力

图像信息

肠腔状态
行进方向开通的状态　因皱襞而关闭的状态
肠壁接近的状态　憩室　残渣

行进方向

三维空间结构

图4 传感器和空间识别技术的探索

讨论，最终完成了内镜 AI 操作辅助系统的样机。今后，作为 SIP 中 AI 的医学高级诊断、治疗系统研究开发的验证机构，计划将在大阪大学医学部附属医院和癌症研究会有明医院这两家医院实施通过本开发作成的软件系统的实证试验，进行研究评估。在那里对所指出的修正点进行改善，目标是在将来实现实用化。关于软件系统的详细情况，敬请期待。

结语

通过使用本软件系统，在插入内镜时进行适当的导向（navigation），可以提高结肠镜的盲肠到达率并缩短到达时间，还可以向术者提示伴随内镜插入和拔出的感到疼痛和不舒服的情况。随着熟练度较低的内镜医生掌握技术速度（学习曲线，learning curve）的提高和内镜医生技术水平的进步以及大肠癌检诊的普及，进而对大肠癌的早期发现寄予厚望。另外，笔者认为不仅是结肠镜插入辅助系统，将来还有可能向全世界各地的众多患者提供内镜自动插入等高级诊疗服务。

参考文献

[1]工藤進英. 大腸内視鏡挿入—ビギナーからベテランまで. 医学書院，1997.

[2]工藤進英. 汎用内視鏡によるtotal colonoscopyの挿入法—汎用内視鏡の挿入法：通常径. 早期大腸癌 4：9–15，2000.

[3]藤井隆広. S–top挿入理論が私の大腸内視鏡挿入法. 消臨 17：135–144，2014.

[4]国立研究開発法人医薬基盤・健康・栄養研究所. AIホスピタルプロジェクトとは. https://www.nibiohn.go.jp/sip/（2022年6月24日閲覧）.

[5]Rex DK, Bond JH, Winawer S, et al. Quality in the technical performance of colonoscopy and the continuous quality improvement process for colonoscopy: recommendations of the U.S. Multi–Society Task Force on Colorectal Cancer. Am J Gastroenterol 97：1296–1308, 2002.

[6]Rex DK, Petrini JL, Baron TH, et al. Quality indicators for colonoscopy. Am J Gastroenterol 101：873–885, 2006.

[7]Rex DK, Schoenfeld PS, Cohen J, et al. Quality indicators for colonoscopy. Am J Gastroenterol 110：72–90, 2015.

Summary

Artificial Intelligence Assisted Colonoscope Insertion

Hiroaki Ikematsu[1], Kensuke Shinmura, Shin–Ei Kudo[2], Masashi Misawa, Katsuro Ichimasa, Hiro–O Yamano[3], Shinji Yoshii

Colonoscope insertion often fails to reach the cecum due to the difficulty of the procedure. Moreover, useful techniques for colonoscope insertion are yet to be established. To improve technical proficiency in colonoscopy, we intend to develop an endoscope AI（artificial intelligence）surgery support system as part of the Innovative AI Hospital System, a project of the Strategic Innovation Program of the Cabinet Office. We intend to develop a support system that attaches a sensor to the currently used colonoscope, analyzes the spatial recognition technology of the colonoscope tip, and allows endoscopists to improve their technique by using AI to help plan the insertion technique.

[1]Department of Gastroenterology and Endoscopy, National Cancer Center Hospital East, Kashiwa, Japan.

[2]Digestive Disease Center, Showa University Northern Yokohama Hospital, Yokohama, Japan.

[3]Department of Gastroenterology and Hepatology, Sapporo Medical University School of Medicine, Sapporo, Japan.

利用人工智能（AI）的结肠镜检查的最前沿

——辅助病变检出

落合 健太郎 [1,3]

多田 智裕 [2,3]

柴田 淳一

永尾 清香 [4]

辻 阳介

藤城 光弘

石原 聪一郎 [1]

摘要 ● 由于结肠镜检查时的腺癌检出率（ADR）与结肠癌的发生风险相关，因此ADR在进行息肉的确实检出和切除上是重要的指标。近年来，随着深度学习（deep learning）技术的问世和医学影像的数字化、高分辨率化以及通用计算机的高性能化，在内镜图像诊断领域，基于人工智能的计算机辅助诊断技术（CAD）的研究开发也在如火如荼地进行着。其中，在大肠领域已有多种CAD开始销售，并在逐步实现社会上实际安装，今后将进入探讨其在现实世界中的性能和实用性的阶段。CAD根据其功能可大致分为计算机辅助病变检出（CADe）和计算机辅助定性诊断（CADx）两大类。在本文中将着眼于其中的CADe系统，概述最新的研究成果、产品销售情况以及今后的研究课题和展望。

关键词　人工智能（AI）　结肠镜　计算机辅助病变检出（CADe）　计算机辅助定性诊断（CADx）　深度学习（deep learning）

[1] 東京大学医学部附属病院大腸肛門外科　〒113-8655 東京都文京区本郷7丁目3-1　E-mail：OCHIAIK-SUR@h.u-tokyo.ac.jp

[2] ただともひろ胃腸科肛門科

[3] 株式会社AIメディカルサービス

[4] 東京大学医学部附属病院消化器内科

前言

据估计，在全世界每年新罹患结肠癌的人数约为190万人，因结肠癌而死亡的人数为93万人，在癌症相关死亡中占世界第2位。据知结肠癌筛查的"金标准"是结肠镜检查，而结肠息肉切除可以降低结肠癌的患病率和患者死亡率。因此，在内镜检查时确实地检出和切除息肉是很重要的，但另一方面，有报道指出，在内镜检查时漏掉息肉的情况也发生不少。腺瘤检出率（adenoma detection rate，ADR）与结肠癌的发生风险相关，被作为结肠镜检查的质量指标（quality index）之一，但同时也知道ADR会因内镜医生的熟练度而有差异。也有报道称，尽管接受了定期性的内镜检查，但认为结肠癌发病原因的半数以上是在内镜检查时漏掉了息肉。因此要求不受检查者的熟练度或人为错误的影响，将检查的质量保持在一定的水准。

作为解决上述问题的手段，有计算机辅助诊断技术（computer-aided diagnosis，CAD）可以利用。近年来，随着人工智能（artificial intelligence，AI）技术的发展，作为解决各个领域中复杂的多种问题的手段，报道了AI的有用性。这其中，在图像识别领域，由于自动

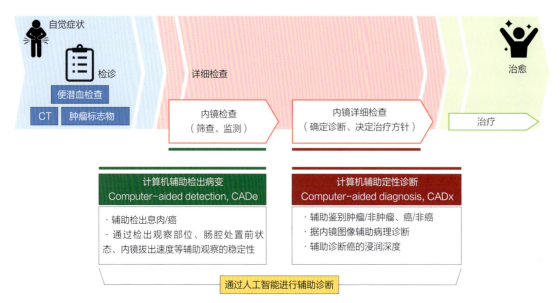

图1 结肠镜检查方面计算机辅助诊断技术（CAD）的概略。根据功能可分为计算机辅助检出病变（CADe）和计算机辅助定性诊断（CADx）两大类

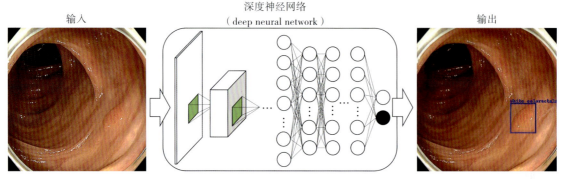

图2 结肠镜用CADe系统示意图。AI分析从内镜装置输入的图像，当检出可能有息肉的候补病变时，通过在病变的边界输出矩形显示而帮助医生诊断

提取图像中特征表现的被称为深度学习（deep learning）技术的出现，AI 的性能得到了飞跃性的提高，在医疗领域中，在放射线影像诊断、病理诊断、内镜图像诊断等图像诊断领域大量报道了使用 AI 的 CAD。

根据 CAD 的功能，大致可分为从图像中辅助检出病变的计算机辅助病变检出（computer-aided detection，CADe）和辅助鉴别候补病变的良恶性和进展程度等的计算机辅助定性诊断（computer-aided diagnosis，computer-aided diagnosis，CADx）两大类（**图1**）。在结肠镜

检查方面，CADe 通过从内镜图像中发现息肉等病变来辅助进行病变的检出（**图2**）；CADx 则是通过从被检出病变的图像输出病理表现和进展程度等来辅助进行定性鉴别。由于在常规的结肠镜检查中多是采用白光进行筛查，如果发现了病变，就通过放大图像、窄带成像（narrow band imaging，NBI）和蓝激光成像（blue laser imaging，BLI）、色素内镜等增强图像进行仔细检查的方法，而在通过白光图像确实发现病变的实时性方面，在 CADx 中需要对应于增强图像的学习。在本文中将就其中的 CADe 系统，

介绍最新的研究动向、实际的产品销售情况以及今后的展望。

最新研究动向

近年来，有许多利用深度学习的 CADe 系统的报道。

Misawa 等报道，从 73 个视频中提取出息肉阳性帧和息肉阴性帧用于教师数据供计算机学习，结果显示灵敏度为 90.0%，特异性为 63.3%，精度为 76.5%。Urban 等报道，在学习中使用了包括白光图像和 NBI 图像在内的 8641 张静止画和 9 个动画，得到了精度 96.4%、曲线下面积（area under the curve，AUC）0.991 的性能很好的 CADe 系统。Yamada 等报道的是利用 4087 张含有病变的静止图像、从动画中提取的 891 帧含有病变的图像和 134 983 帧正常的图像学习得到的 CADe 系统，其灵敏度为 97.3%，特异性为 99.0%，AUC 为 0.975。该报道的特点是，在学习中较多地使用了 564 张在结肠镜检查中特别难以检出的平坦病变和凹陷病变的图像。Ozawa 等报道，使用了 4752 张息肉阳性和 4013 张息肉阴性的静止图像，结果灵敏度为 92%，阳性预测率为 86%，精度为 83%。在该报道中使用的 CAD 系统是首次报道的同时具有从图像中检出息肉的 CADe 功能和预测被检出病变的病理诊断的 CADx 功能。

Wang 等报道，将 3634 张息肉阳性图像和 1911 张息肉阴性图像用于学习，结果灵敏度为 88.24% ~ 100%，特异性为 95.40% ~ 95.92%，AUC 为 0.984。还进一步报道，通过连续 50 例的结肠镜动画对该 CADe 系统的性能进行了前瞻性评估，结果灵敏度为 98.8%，阳性预测率为 40.6%，表明即使采用与实际临床相同的设置也有可能显示出较高的灵敏度。据报道，在最近还进行了在有无使用 CADe 系统的情况下比较 ADR 的随机对照试验（randomized controlled trial，RCT），使用 CADe 组（522 例）与不使用 CADe 组（536 例）相比显示出明显高的 ADR（29.1% vs 20.3%，$P < 0.001$）。这些研究都是非盲检，Wang 等还进一步使用了对息肉没有反应、只输出假阳性的假 AI 系统，通过将 CADe 使用组的计数器部分作为这种假 AI 系统，实现了双盲化的 RCT，同样，CADe 组（484 例）与假 AI 组（478 例）相比显示出明显高的 ADR（34% vs 28%，$P = 0.030$）。

此外，有多篇关于结肠镜的 CADe 系统的前瞻性研究报道。Luo 等报道，使用 64 134 张息肉阳性图像和 48 065 张息肉阴性图像学习的 CADe 系统，比较 CADe 组（77 例）和不使用 CADe 组（82 例），息肉检出率（polyp detection rate，PDR）为 38.7% vs 34.0%（$P < 0.001$），CADe 组的效果明显更好。在意大利，有多篇文章报道了采用获得欧洲 CE 认证、由 Medtronic 公司销售的 CADe 系统 "GI Genius™" 的 RCT。其中，在 Repici 等的报道中，CADe 组（330 例）与不使用 CADe 组（330 例）相比，ADR 为 53.3% vs 44.5%（$P = 0.020$），同样是 CADe 组的效果更好。另一方面，在 Xu 等的报道中，利用由共计 117 048 帧构成的动画学习的 CADe 系统，CADe 组（1240 例）和不使用 CADe 组（1248 例）的病变检出率无显著性差异（38.8% vs 36.2%，$P = 0.183$）。

综上所述，关于结肠镜 AI 已经进行了多项大规模的前瞻性试验，在最近还报道了总结这些前瞻性研究的荟萃分析（Meta Analysis）。Wang 等对 16 篇论文进行了荟萃分析，结果显示通过 CADe 系统的 ADR 系统灵敏度为 95%，AUC 为 0.79。Barua 等报道，对 5 个 RCT 进行了荟萃分析，虽然通过 CADe 系统的使用 ADR 显著性增高［29.6% vs 19.3%，RR（relative risk）1.52］，但在进展期腺瘤（advanced adenoma）的检出率方面没有显著性差异。同样，Zhang 等对 7 项 RCT 共计 5427 例进行了荟萃分析，Huang 等对 10 项 RCT 共计 6629 例进行了荟萃分析，虽然结果都是使用 CADe 组的 ADR 明显增高，但在进展期腺瘤的检出率方面无显著性差异。

由此可见，结肠镜的 CADe 系统在病变检

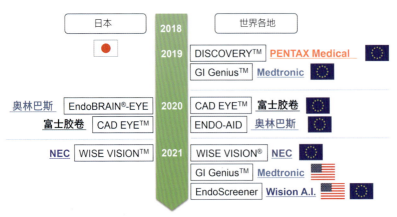

图3 在日本和世界各地的计算机辅助CADe系统的销售情况

出方面具有优异的性能，但 ADR 的提高可能仅限于微小腺瘤。大肠病变的诊断，尤其是进展期腺瘤的诊断比较容易，内镜医生也很少漏检，因此一般认为通过 CADe 系统对提高 ADR 的贡献可能很小。尽管 ADR 是结肠镜检查的质量指标（quality index）之一，但将来癌变风险比较小的微小腺瘤的过度检出（over detection）是否会导致将来结肠癌发生风险和死亡率的减少尚不明确，今后需要进一步研究。

另外，在息肉存在于黏膜皱襞的背面等死角的情况下，如果在图像上没有显示出来，也有即使通过 CADe 系统也无法检出这一问题。作为减少死角和观察不良的方法，根据前瞻性多中心协作 RCT 显示，通过使用安装在内镜前端的装置（Endocuff Vision™，Arc Medical Design 公司制）可以提高 ADR。如此，在结肠镜检查中，不仅要从图像中检出病变，减少内镜的死角和观察不良也很重要，并报道了具备此功能的 CAD 系统。

在 Su 等报道的系统中，除病变检出功能外，还具有检出从内镜开始拔出到结束的时机和肠腔前处置状态的功能；在 Gong 等报道的系统中，具有检出内镜到达盲肠、内镜拔出速度和肠腔前处置状态的功能，通过这些功能可以使观察的稳定性和全面性提高。另外，Saito 等还报道了将内镜图像的观察部位分为从回肠末端到肛门各部位的系统，可以说这也是减少死角和观察不良部位的方法之一。也可以说，这些系统不仅能检出图像中的病变，也是辅助提高观察质量的 CAD 系统。对于结肠 CADe 系统最大的问题——"无法检出在图像中未显示的病变"这一问题，期望通过减少检查中的死角和观察不良来间接地辅助检出病变，不仅使 ADR 提高，而且使进展期腺瘤的检出率提高。

最新销售情况

如前所述，在内镜 AI 领域中，在开展了较多的研究并且证据也在不断积累的结肠镜领域，目前已有多家企业开发出配备 AI 的产品，并开始销售。在此介绍在日本和世界各地的实际的产品销售情况等（**图 3**）。

1. 在日本的销售情况

在日本国内，截至 2022 年 7 月，奥林巴斯公司的"EndoBRAIN®–EYE"、富士胶卷公司的"CAD EYE™"、NEC 公司的"WISE VISION™"等 3 种带有 CADe 系统的产品正在销售中（**图 3**，左侧）。

2018 年 12 月，Cybernet systems 公司开发的"EndoBRAIN®"作为搭载 AI 的医疗器械在日本国内首次获得药事批准，并于 2019 年 3 月由奥林巴斯公司上市销售。"EndoBRAIN®"是内镜医生鉴别所检出的结肠息肉是肿瘤还是非肿瘤的 CADx 系统。2020 年 6 月，可实时辅助内镜图像中病变检出的 CADe 系统

"EndoBRAIN®-EYE"获得批准，同年 8 月开始销售。该系统可在从内镜图像中检出息肉或癌等候选病变时发出警告，并在病变部位进行矩形显示，从而辅助医生的诊断。据报道，在该公司的回顾性性能评估试验中，该系统的灵敏度为 96.3%，特异性为 93.7%。

富士胶卷公司于 2020 年 11 月开始销售将功能扩展单元连接到该公司销售的内镜系统使用的内镜诊断辅助功能"CAD EYE™"。"CAD EYE™"配备了辅助结肠息肉检出的 CADe 和辅助鉴别息肉是肿瘤还是非肿瘤的 CADx 两种模式，病变检出模式与"EndoBRAIN®-EYE"相同，是通过警报和矩形显示来辅助检出大肠息肉的存在的系统。另外，虽然可使用的内镜系统和内镜被限定，但不仅可支持白光图像，还可支持该公司开发的图像增强技术——联动成像（linked color imaging，LCI）图像。据报道，"CAD EYE™"的 CADe 模式在回顾性性能评估试验中灵敏度为 92.9%，特异性为 90.6%，精度为 91.7%。

NEC 公司于 2021 年 1 月开始销售内镜图像分析 AI 软件"WISE VISION™"。该技术是与日本国立癌症研究中心中央医院共同开发的，其特点是重点深度学习在结肠中特别难以发现的表面型、凹陷型肿瘤。另外，上述的"EndoBRAIN®-EYE"和"CAD EYE™"可使用的内镜系统和内镜被限定，而"WISE VISION™"的特点是在现有的系统中通过 SDI 线缆连接即可使用，在奥林巴斯公司、富士胶卷公司、HOYA（宾得）公司的内镜设备上也可使用。

另外，在药事批准时，CADe 系统"EndoBRAIN®-EYE"和"WISE VISION™"作为医药品医疗器械等法的管理医疗器械（Ⅱ类）获得批准，具有 CADx 功能的"CAD EYE™"作为高风险管理医疗器械（Ⅲ类）获得批准。

2. 全球销售情况（图3，右侧）

在欧洲，HOYA 公司的集团公司 PENTAX Medical 公司销售的"DISCOVERY™"于 2019 年 12 月首次通过 CE 标志认证。随后，上述富士胶卷公司的"CAD EYE™"的 CADe 模式也通过了 CE 标志认证，并于 2020 年上市销售。奥林巴斯公司自主开发了可与该公司的最新内镜系统组合使用的内镜 CAD 平台"ENDO-AID"，同样已于 2020 年开始在欧洲和亚洲部分地区销售。2021 年，同样通过 CE 标志认证的 NEC 公司"WISE VISION®"也上市销售了。

由爱尔兰的 Cosmo Artificial Intelligence-AI 公司开发，Medtronic 公司销售的 CADe 系统"GI Genius™"于 2019 年获得欧洲 CE 标志认证，并经过在意大利的 RCT，于 2021 年 4 月获得美国食品和药物管理局（Food and Drug Administration，FDA）的批准。

另外，最近，在上述研究动向项下提到的，由 Wang 等发表的来自中国的内镜 CAD 系统——Wision A.I. 公司的"EndoScreener"于 2021 年 11 月通过 CE 标志认证并获得 FDA 批准。

今后的展望

结肠镜在内镜 CAD 中也是研究开发最热门的领域，目前已有多个 CADe 系统商品化并投入使用。如前所述，CADe 系统在病变检出方面性能优异，但能否减少结肠癌的患病率和患者死亡率尚不明确，今后需要通过实际临床使用的大规模研究等来进一步明确。

另外，在 AI 系统面向社会实装时还需要考虑其成本效益比。关于 CADx 系统方面，有报道称，通过 AI 的辅助提高息肉的鉴别精度，从而减少不必要的息肉切除，可以控制医疗费用。关于 CADe 系统，对其成本效益比的研究尚不充分。一方面期望通过减少结肠癌的患病率和患者死亡率能够削减医疗费用，另一方面也有可能因过度检出微小病变而反过来增加成本，因此今后也有必要对 CADe 系统的成本效益比进行研究。今后，随着这些产品被应用于日常临床，希望对其在真实世界数据中的性能和有用性进行研究，进一步积累证据。

结语

在结肠镜 CAD 系统中，本文就 CADe 系统概述了最新的研究开发动向和销售情况等。因为本文所介绍的 CAD 系统几乎全部都是采用内镜专家注释的图像进行有教师学习为基础而获得的，由此可知，内镜 CAD 系统是内镜医生的智慧的结晶。随着内镜 CAD 系统的普及，结肠镜检查的质量有望实现均衡化，而不再是取决于检验者的熟练程度。另一方面，随着今后实际临床使用的普及，内镜 CAD 系统的真正的有用性还有待阐明。

参考文献

[1]Sung H, Ferlay J, Siegel RL, et al. Global cancer statistics 2020: GLOBOCAN estimates of incidence and mortality worldwide for 36 cancers in 185 countries. CA Cancer J Clin 71: 209–249, 2021.

[2]Winawer SJ, Zauber AG, Ho MN, et al. Prevention of colorectal cancer by colonoscopic polypectomy. The National Polyp Study Workgroup. N Engl J Med 329: 1977–1981, 1993.

[3]Zauber AG, Winawer SJ, O'Brien MJ, et al. Colonoscopic polypectomy and long-term prevention of colorectal-cancer deaths. N Engl J Med 366: 687–696, 2012.

[4]Kaminski MF, Regula J, Kraszewska E, et al. Quality indicators for colonoscopy and the risk of interval cancer. N Engl J Med 362: 1795–1803, 2010.

[5]Corley DA, Jensen CD, Marks AR, et al. Adenoma detection rate and risk of colorectal cancer and death. N Engl J Med 370: 1298–1306, 2014.

[6]Ahn SB, Han DS, Bae JH, et al. The miss rate for colorectal adenoma determined by quality-adjusted, back-to-back colonoscopies. Gut Liver 6: 64–70, 2012.

[7]Samadder NJ, Curtin K, Tuohy TM, et al. Characteristics of missed or interval colorectal cancer and patient survival: a population-based study. Gastroenterology 146: 950–960, 2014.

[8]Misawa M, Kudo SE, Mori Y, et al. Artificial intelligence-assisted polyp detection for colonoscopy: initial experience. Gastroenterology 154: 2027–2029, 2018.

[9]Urban G, Tripathi P, Alkayali T, et al. Deep learning localizes and identifies polyps in real time with 96% accuracy in screening colonoscopy. Gastroenterology 155: 1069–1078, e8, 2018.

[10]Yamada M, Saito Y, Imaoka H, et al. Development of a real-time endoscopic image diagnosis support system using deep learning technology in colonoscopy. Sci Rep 9: 14465, 2019.

[11]Ozawa T, Ishihara S, Fujishiro M, et al. Automated endoscopic detection and classification of colorectal polyps using convolutional neural networks. Therap Adv Gastroenterol 13: 1756284820910659, 2020.

[12]Wang P, Xiao X, Brown JRG, et al. Development and validation of a deep-learning algorithm for the detection of polyps during colonoscopy. Nat Biomed Eng 2: 741–748, 2018.

[13]Becq A, Chandnani M, Bharadwaj S, et al. Effectiveness of a deep-learning polyp detection system in prospectively collected colonoscopy videos with variable bowel preparation quality. J Clin Gastroenterol 54: 554–557, 2020.

[14]Wang P, Berzin TM, Glissen Brown JR, et al. Real-time automatic detection system increases colonoscopic polyp and adenoma detection rates: a prospective randomised controlled study. Gut 68: 1813–1819, 2019.

[15]Wang P, Liu X, Berzin TM, et al. Effect of a deep-learning computer-aided detection system on adenoma detection during colonoscopy (CADe–DB trial): a double-blind randomised study. Lancet Gastroenterol Hepatol 5: 343–351, 2020.

[16]Luo Y, Zhang Y, Liu M, et al. Artificial intelligence-assisted colonoscopy for detection of colon polyps: a prospective, randomized cohort study. J Gastrointest Surg 25: 2011–2018, 2021.

[17]Repici A, Spadaccini M, Antonelli G, et al. Artificial intelligence and colonoscopy experience: lessons from two randomised trials. Gut 71: 757–765, 2021.

[18]Xu L, He X, Zhou J, et al. Artificial intelligence-assisted colonoscopy: A prospective, multicenter, randomized controlled trial of polyp detection. Cancer Med 10: 7184–7193, 2021.

[19]Wang A, Mo J, Zhong C, et al. Artificial intelligence-assisted detection and classification of colorectal polyps under colonoscopy: a systematic review and meta-analysis. Ann Transl Med 9: 1662, 2021.

[20]Barua I, Vinsard DG, Jodal HC, et al. Artificial intelligence for polyp detection during colonoscopy: a systematic review and meta-analysis. Endoscopy 53: 277–284, 2021.

[21]Zhang Y, Zhang X, Wu Q, et al. Artificial intelligence-aided colonoscopy for polyp detection: a systematic review and meta-analysis of randomized clinical trials. J Laparoendosc Adv Surg Tech A 31: 1143–1149, 2021.

[22]Huang D, Shen J, Hong J, et al. Effect of artificial intelligence-aided colonoscopy for adenoma and polyp detection: a meta-analysis of randomized clinical trials. Int J Colorectal Dis 37: 495–506, 2022.

[23]Zorzi M, Hassan C, Battagello J, et al. Adenoma detection by Endocuff-assisted versus standard colonoscopy in an organized screening program: the "ItaVision" randomized controlled trial. Endoscopy 54: 138–147, 2022.

[24]Su JR, Li Z, Shao XJ, et al. Impact of a real-time automatic quality control system on colorectal polyp and adenoma detection: a prospective randomized controlled study (with videos). Gastrointest Endosc 91: 415–424, 2020.

[25]Gong D, Wu L, Zhang J, et al. Detection of colorectal adenomas with a real-time computer-aided system (ENDOANGEL): a randomised controlled study. Lancet Gastroenterol Hepatol 5: 352–361, 2020.

[26]Saito H, Tanimoto T, Ozawa T, et al. Automatic anatomical classification of colonoscopic images using deep convolutional neural networks. Gastroenterol Rep (Oxf) 9: 226–233, 2020.

[27]オリンパス株式会社. EndoBRAIN. https://www.olympus-medical.jp/gastroenterology/ai/endobrain (2022年7月5日閲覧)

[28]Weigt J, Repici A, Antonelli G, et al. Performance of a new integrated computer-assisted system (CADe/CADx) for detection and characterization of colorectal neoplasia.

Endoscopy 54: 180–184, 2022.

[29]FDA. FDA authorizes marketing of first device that uses artificial intelligence to help detect potential signs of colon cancer. https://www.fda.gov/news-events/press-announcements/fda-authorizes-marketing-first-device-uses-artificial-intelligence-help-detect-poten tial-signs-colon.
[30]Wision AI. https://www.wision.com/（2022年7月5日閲覧）.
[31]Mori Y, Kudo SE, East JE, et al. Cost savings in colonoscopy with artificial intelligence-aided polyp diagnosis: an add-on analysis of a clinical trial（with video）. Gastrointest Endosc 92: 905–911, 2020.

Summary

Artificial Intelligence in Colonoscopy: Exploring Computer-aided Detection Systems

Kentaro Ochiai[1-3], Tomohiro Tada[2,3],
Junichi Shibata, Sayaka Nagao[4],
Yosuke Tsuji, Mitsuhiro Fujishiro,
Soichiro Ishihara[1]

Due to the well-established link between adenoma detection rate and colorectal cancer risk, the endoscopic detection and resection of colorectal polyps are of vital concern. Simultaneous advances have recently occurred within the deep learning technology, endoscopic imaging, and computer performance. These developments have enabled progress on numerous ongoing projects involving the CAD（computer-aided diagnosis）using AI（artificial intelligence）. Traditionally, the CAD systems can be categorized into two main groups as follows: CADe（computer-assisted detection）and CADx（computer-assisted diagnosis）. Recently, several CADe systems for colonoscopy have been released and implemented in the clinical environment. Consequently, it is now possible to reflect on the performance of these CADe systems and estimate their real-world utility. In this paper, we outlined the latest research results, market conditions, and future challenges and prospects within AI-assisted colonoscopy.

[1]Department of Colon and Rectal Surgery, the University of Tokyo Hospital, Tokyo.
[2]Tomohiro Tada the Institute of Gastroenterology and Proctology, Saitama, Japan.
[3]AI Medical Service Inc., Tokyo.
[4]Department of Gastroenterology, the University of Tokyo Hospital, Tokyo.

利用人工智能（AI）的结肠镜检查的最前沿
——定性诊断

森 悠一 [1,2]
工藤 进英 [1]
三泽 将史

摘要●近年来，随着科技的飞速发展，内镜医生所获取的图像质量和数据量有了显著提高。但是，所要求的诊断技术的门槛也同时在提高，高精度的内镜诊断局限于一部分熟练的医生也是事实。为了填补上述尖端设备与医疗技术之间的缺口，利用人工智能（AI）的计算机辅助诊断系统的研究开发备受瞩目，在日本也有部分产品已开始上市销售。本文在概述结肠镜AI的研究情况的同时，还将介绍药事批准情况，分析内镜AI将对今后的诊疗现场带来怎样的影响。

关键词 人工智能（AI） 病理诊断预测 结肠镜

[1] 昭和大学横浜市北部病院消化器センター 〒224-8503 横浜市都筑区茅ヶ崎中央 35-1 E-mail : ibusiginjp@gmail.com
[2] オスロ大学 Institute of Health and Society

内镜诊断所面临的问题

近年来，得益于图像处理技术、高画质化和特殊光的标准配置等，内镜诊断取得了飞跃性的发展。但是，随着图像信息量的增加，对内镜医生所要求的诊断能力也明显提高，目前能够进行高精度内镜诊断的仅限于熟练医生，这也是事实。人们也了解到，即使在结肠，息肉的内镜诊断（肿瘤/非肿瘤的鉴别）的精度绝大部分也达不到90%，在高水平上使诊断能力均衡化是在医疗现场的最高命题之一。

作为这样的打开内镜诊疗界限的新的解决策略，引起人们关注的是利用人工智能（artificial intelligence，AI）的计算机辅助诊断（computer-aided diagnosis，CADx）。如果能够开发出优秀的CADx系统，理论上无论内镜医生的技术如何，都可以实现高标准的诊断，因此实现这一目标是人们梦寐以求的。随着新

的机器学习方法——深度学习（deep learning）的登场，突然开始受到人们关注的是内镜AI领域，但实际上其研究论文的半数都是在日本发表的，也是日本正在引领的研究领域（**表1**）。

本文将概述从实地医生的角度来看的内镜AI的现状，以及在结肠镜现场的CADx的作用。

大肠的CADx的研究开发情况

1. 以窄带成像（narrow band imaging，NBI）为对象的CADx

作为负责病理诊断预测的CADx的对象，研究最多的是联合NBI的放大内镜图像。从2010年开始，多个研究小组进行了以NBI放大图像为对象的报道。令人感兴趣的是，在这些报道中，虽然也有实现了实时诊断的接近实用化的报道，但实际上还没有已获得药事批准以至于实现了实用化的技术。当时的诊断算法（algorithm）的主流是：通过将手工法（hand

表1 以大肠为对象，利用AI的内镜辅助诊断系统（定性诊断）的前瞻性试验

著者	报道年份	目的	内镜种类	研究设计	对象病例	结果概要
Aihara等	2013	病理诊断预测（大肠息肉）	自体荧光内镜（AFI）	前瞻性单臂临床试验	32例	灵敏度94.2%，特异性88.9%（关于肿瘤鉴别）
Rath等	2016	病理诊断预测（大肠息肉）	自体荧光光谱测量	前瞻性单臂临床试验	27例	灵敏度81.8%，特异性85.2%（关于肿瘤鉴别）
Kuiper等	2015	病理诊断预测（大肠息肉）	自体荧光光谱测量	前瞻性单臂临床试验	87例	灵敏度85.3%，特异性58.8%（关于肿瘤鉴别）
Kominami等	2016	病理诊断预测（大肠息肉）	放大NBI	前瞻性单臂临床试验	41例	灵敏度93.0%，特异性93.3%（关于肿瘤鉴别）
笔者等	2018	病理诊断预测（大肠息肉）	细胞内镜（Endocytoscopy）	前瞻性单臂临床试验	791例	灵敏度92.7%，特异性89.8%（关于肿瘤鉴别）
Horiuchi等	2019	病理诊断预测（大肠息肉）	自体荧光内镜（AFI）	前瞻性单臂临床试验	95例	灵敏度80.0%，特异性95.3%（关于肿瘤鉴别）
Barua等	2022	病理诊断预测（大肠息肉）	细胞内镜（Endocytoscopy）	前瞻性对照研究	1289例	灵敏度90.4%，特异性85.9%，高可信度诊断率92.6%（关于肿瘤鉴别）
Minegishi等	2022	病理诊断预测（大肠息肉）	非放大NBI	前瞻性对照研究	186例	灵敏度95.8%，特异性67.0%（关于肿瘤、非肿瘤、SSL 3类的鉴别）

AFI: auto fluorescence imaging，自发荧光成像；NBI: narrow band imaging，窄带成像；SSL: sessile serrated lesion，无蒂锯齿状病变。

craft）提取（根据研究者的经验、主观性被选定）的图像特征量，利用机器［支持向量机（support vector machine）等］进行学习、分类的方法。在该研究领域，广岛大学的研究小组发挥了重大作用，在Kominami等实施的前瞻性试验（以41例118处病变为对象，实时验证CADx，对肿瘤的灵敏度达到93.0%、特异性达到93.3%），虽然规模小，但作为该研究领域唯一的前瞻性试验得到了大量的引用（表1）。

另一方面，以非放大NBI图像为对象的CADx技术的开发从2010年代后半期开始活跃起来。这与深度学习的积极临床应用的时期相同，Byrne等和Chen等都成功开发出了灵敏度超过90%的进行肿瘤和非肿瘤鉴别的CADx软件。在开发利用内镜非放大图像的CADx软件的情况下，需要解决"怎样检出病变区域"这一命题，而随着深度学习的引入以及为了检出息肉的机器学习的发展，这个障碍正在得到解决。事实上，Minegishi等使基于深度学习

的常规NBI CADx得到了进一步的发展，通过分为肿瘤、非肿瘤、无蒂锯齿状病变（sessile serrated lesion，SSL）3类，完成了能够进行病变鉴别的AI技术（**图1**）。该软件的评估在2021年被实施，作为以NBI非放大图像为对象的首次前瞻性试验而备受人们的关注（**表1**）。在以186例为对象的该临床研究中，评估了在5 mm以下的微小息肉的肿瘤鉴别方面的诊断能力，其灵敏度和特异性分别为95.8%和67.0%。这一性能表现（performance）当仅限于直肠和乙状结肠时为95.2%和76.2%。另外，对直肠和乙状结肠的微小肿瘤鉴别的阴性预测率为94.1%，由于这一数值超过了美国内镜学会规定的省略病理诊断所必需的阈值90%，是在临床实践中充分证明了其有效性的结果。

遗憾的是，截至2022年6月，该产品尚未获得药事批准。希望具有这种前瞻性试验结果的产品能够通过药事许可，可以在临床现场使用。

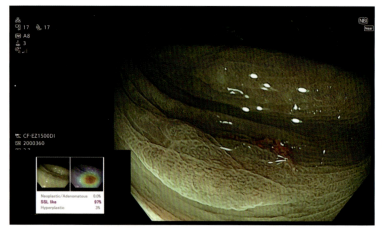

图1 在常规NBI观察下工作的辅助诊断系统。自动检出位于中央位置的病变，瞬间从3种分类（肿瘤、非肿瘤、无蒂锯齿状病变）中进行病理诊断（仅用于未经药事批准的器械/临床研究）

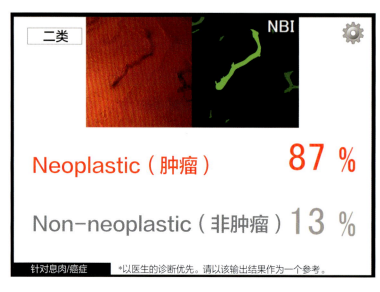

图2 由AI分析Endocytoscopy（CF-H290ECI，奥林巴斯公司生产）的NBI图像的系统。预测对象病变是neoplastic（=肿瘤）（已取得药事许可的产品）

另外，本研究领域几乎都是以肿瘤和非肿瘤的鉴别为目的的研究，关于对T1b癌进行鉴别的CADx，在目前仅有回顾性的比较研究的情况下，其可行性尚不透明。但是，由于人们知道大肠T1b癌的鉴别并不容易，正诊率甚至还不到80%，可以期待如果这种CADx软件投入临床实际应用的话，将给诊疗现场带来巨大的实惠。

2. 以Endocytoscopy为对象的CADx

Endocytoscopy是具有约500倍变焦功能的显微内镜，通过接触到病变上，可拍摄微血管的模式和细胞纹理。因Endocytoscopy具有以下特点，是非常适合于CADx的内镜：①通过接触观察功能，整个画面都是关注区域；②由于Endocytoscopy图像和非Endocytoscopy图像有很大的不同，可构建仅在Endocytoscopy图像时进行自动分析的CADx。

利用这一优势，由昭和大学和名古屋大学的医工合作小组开发的CADx软件（**图2**）在多项回顾性研究中，其肿瘤诊断灵敏度可保证达到90%以上。在确认了这一点后，笔者等实施了大规模的前瞻性研究（**表1**）。在该试验中，以791例患者为对象，实时用Endocytoscopy的CADx软件，对共计466个微小结肠息肉进行了病理诊断预测。其结果为灵敏度92.7%、特异性89.8%，验证了其可鉴别肿瘤，表明CADx

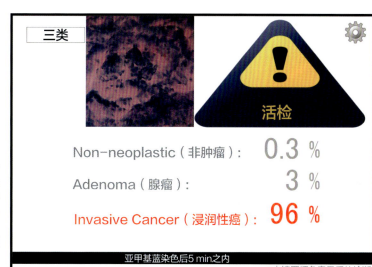

三类

活检

Non-neoplastic（非肿瘤）： 0.3 %

Adenoma（腺瘤）： 3 %

Invasive Cancer（浸润性癌）： 96 %

亚甲基蓝染色后5 min之内

*内镜医师负责最后的诊断

图3 该系统通过利用AI分析 Endocytoscopy（CF-H290ECI，奥林巴斯公司生产）的亚甲基蓝染色观察像，来识别非肿瘤/腺瘤（包括黏膜内癌）/浸润癌。该病例是细胞核肿大、浓染的浸润癌，有96%的可信度预测为浸润癌（已取得药品许可的产品）

软件即使在实际临床中也很有用。关于这个精度，在第二年开始的国际试验 EndoBRAIN® International 上得到了确认。

在挪威、英国和日本3国参加的这项国际试验中，共纳入1289例患者参加，对CADx的精度进行了评估。其结果是在肿瘤鉴别方面的灵敏度为90.4%，特异性为85.9%，高可信度诊断率为92.6%。在本试验中，进行了与内镜医生单独的诊断能力之间的比较，虽然在灵敏度方面没有显著性差异，但在特异性和高可信度诊断率这两点上，CADx显著提高了诊断能力。该CADx软件虽然存在需要 Endocytoscopy 这一限制，但在医疗现场可使用的产品中，目前是最有证据支持的AI软件。另外，2021年上市的 EndoBRAIN®-Plus 不仅能进行传统的肿瘤和非肿瘤的诊断，还作为一种能够诊断浸润癌的先进的医疗仪器备受人们的关注（**图3，4**）。

3. 以自发荧光（auto fluorescence）内镜为对象的CADx

在以自发荧光内镜为对象的CADx软件中，大致分为两种被实施研究开发。一种是利用自发荧光摄谱仪（spectrography）的CADx软件，另一种是利用自发荧光成像（auto fluorescence

imaging，AFI；奥林巴斯公司生产）的CADx软件。关于前者，已经有在美国和欧洲获得了药事认证的产品（WavSTAT4 Optical Biopsy System®，宾得公司生产），并已完成了两项前瞻性试验。然而，由于 WavSTAT4 Optical Biopsy System® 需要准备新型的大型内镜单元，以至于尚未得到广泛使用。

关于使用奥林巴斯公司生产的AFI的CADx软件，自2013年前后开始对其进行了研究。已完成了两项前瞻性试验：Aihara 等报道，以32例102病变为对象，精度为灵敏度94.2%、特异性88.9%，可以鉴别肿瘤；Horiuchi 等报道，以95例258病变为对象，精度为灵敏度80.0%、特异性95.3%，可以鉴别肿瘤。目前，AFI内镜已上市销售，由于前瞻性试验结果良好，该CADx技术有望实用化。

4. 以常规内镜图像为对象的CADx

毋庸置疑，使用白光的常规观察是内镜诊断的基础，也是最简便的方法。但是，关于利用常规内镜图像的CADx软件的研究开发，与上述相比则是迟迟没有取得进展。虽然 Komeda 等利用深度学习方法开发了以常规内镜图像为对象的CADx软件，致力于定性诊断，但未能实现高精度（交叉检验的精度为75.1%）；

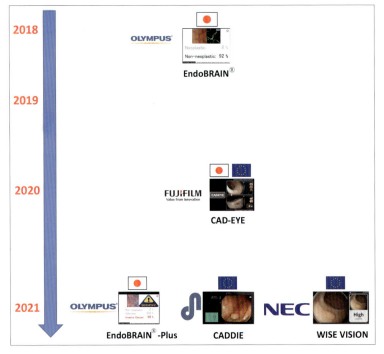

图 4 在日本和欧洲的AI相关医疗器械的药事批准情况和结肠镜的病理辅助诊断系统

Renner 等的团队开发的 CADx 软件，无论是灵敏度还是特异性均未能达到超过 80% 的精度。认为这并不是 AI 本身的问题，而是因为与 NBI 放大图像和 Endocytoscopy 等相比，白光的常规内镜图像所具有的图像信息量受到了限制。

围绕药事许可的现状

虽然内镜 AI 的研究是如此如火如荼，但要在一般临床中使用还存在很大的障碍。也就是说，作为"医疗器械"必须取得药事许可。这是因为内镜 AI 是一种因其用途不同而包含各种各样大大小小的临床风险的设备。

2018 年，在日本药品和医疗器械管理局（Pharmaceuticals and Medical Devices Agency，PMDA）委托下组成的 AI 专门部会（会长：光石卫）报道，将医疗用 AI 根据其风险分为 5 个级别，特别是 3 级以上的医疗用 AI 含有（伴于误诊的）重大风险。关于监管机构对医疗用 AI 的看法欧美与日本也一致，美国食品药品监督管理局（Food and Drug Administration，FDA）也明确记载，将医用软件分为 1～4 类，由于

包括两类软件的一部分以上含有较高风险，需要更严格的药事审查过程。综上所述，认为内镜 AI 的使用需要药事批准，原则上不能将未经批准的 AI 用于临床。

截至 2022 年 6 月，在日本获得《药机法》批准的结肠镜用 CADx 软件仅有以 Endocytoscopy 为目标的"EndoBRAIN®"/"EndoBRAIN®-Plus"（Cybernet Systems 公司制造，奥林巴斯公司生产销售）和以窄带光内镜为目标的"CAD EYE"（富士胶卷公司生产）。在欧洲，其他 2 种内镜 AI 作为结肠镜用 CADx 软件已获得药事认证（**图 4**）。综上所述，虽然目前获得批准的内镜 AI 极为有限，但鉴于最近内镜 AI 相关研究开发的热潮，可以设想今后几年情况将发生很大的变化。

结语

近来，AI 在内镜医疗领域也确实在不断增强其存在感。但是，由于新闻性过于超前，人们对其寄予了过高的期望，这也是事实。正如在**表 1**中所介绍的那样，在关于结肠 CADx 的

前瞻性研究中约有一半是日本首次发表的论文报道，数量居世界第一，但大部分都是证据水平较低的单臂探索性临床研究，而可信度最高的随机对照试验结果尚未见报道。

本研究领域因新颖性而备受关注的时期已经结束，全世界的关注点正在转向"证据构建和实用化"。虽然内镜AI刚刚开始"引入临床"，但希望在认识到其"有效性"和"局限性"的基础上，能很好地将其活用到诊疗中，实现真正给患者带来实惠的内镜诊疗。

参考文献

[1]Ladabaum U, Fioritto A, Mitani A, et al. Real-time optical biopsy of colon polyps with narrow band imaging in community practice does not yet meet key thresholds for clinical decisions. Gastroenterology 144: 81–91, 2013.

[2]Tischendorf JJW, Gross S, Winograd R, et al. Computer-aided classification of colorectal polyps based on vascular patterns: a pilot study. Endoscopy 42: 203–207, 2010.

[3]Takemura Y, Yoshida S, Tanaka S, et al. Quantitative analysis and development of a computer-aided system for identification of regular pit patterns of colorectal lesions. Gastrointest Endosc 72: 1047–1051, 2010.

[4]Kominami Y, Yoshida S, Tanaka S, et al. Computer-aided diagnosis of colorectal polyp histology by using a real-time image recognition system and narrow-band imaging magnifying colonoscopy. Gastrointest Endosc 83: 643–649, 2016.

[5]Byrne MF, Chapados N, Soudan F, et al. Real-time differentiation of adenomatous and hyperplastic diminutive colorectal polyps during analysis of unaltered videos of standard colonoscopy using a deep learning model. Gut 68: 94–100, 2019.

[6]Chen PJ, Lin MC, Lai MJ, et al. Accurate classification of diminutive colorectal polyps using computer-aided analysis. Gastroenterology 154: 568–575, 2018.

[7]Minegishi Y, Kudo SE, Miyata Y, et al. Comprehensive diagnostic performance of real-time characterization of colorectal lesions using an artificial intelligence-assisted system: A prospective study. Gastroenterology 163: 323–325, 2022.

[8]Tamai N, Saito Y, Sakamoto T, et al. Effectiveness of computer-aided diagnosis of colorectal lesions using novel software for magnifying narrow-band imaging: a pilot study. Endosc Int Open 5: E690–694, 2017.

[9]Shimura T, Ebi M, Yamada T, et al. Magnifying chromo-endoscopy and endoscopic ultrasonography measure invasion depth of early stage colorectal cancer with equal accuracy on the basis of a prospective trial. Clin Gastroenterol Hepatol 12: 662–668, 2014.

[10]Mori Y, Kudo SE, Chiu PWY, et al. Impact of an automated system for endocytoscopic diagnosis of small colorectal lesions: an international web-based study. Endoscopy 48: 1110–1118, 2016.

[11]Mori Y, Kudo SE, Wakamura K, et al. Novel computer-aided diagnostic system for colorectal lesions by using endocytoscopy（with videos）. Gastrointest Endosc 81: 621–629, 2015.

[12]Misawa M, Kudo SE, Mori Y, et al. Characterization of colorectal lesions using a computer-aided diagnostic system for narrow-band imaging endocytoscopy. Gastroenterology 150: 1531–1532, 2016.

[13]Misawa M, Kudo SE, Mori Y, et al. Accuracy of computer-aided diagnosis based on narrow-band imaging endocytoscopy for diagnosing colorectal lesions: comparison with experts. Int J Comput Assist Radiol Surg 12: 757–766, 2017.

[14]Mori Y, Kudo SE, Misawa M, et al. Simultaneous detection and characterization of diminutive polyps with the use of artificial intelligence during colonoscopy. VideoGIE 4: 7–10, 2019.

[15]Mori Y, Kudo SE, Mori K. Potential of artificial intelligence-assisted colonoscopy using an endocytoscope（with video）. Dig Endosc 30（Suppl 1）: 52–53, 2018.

[16]Mori Y, Kudo SE, Misawa M, et al. Real-time use of artificial intelligence in identification of diminutive polyps during colonoscopy: A prospective study. Ann Intern Med 169: 357–366, 2018.

[17]Barua I, Wieszczy P, Kudo S-e, et al. Real-time artificial intelligence-based optical diagnosis of neoplastic polyps during colonoscopy. NEJM Evidence 1: EVIDoa2200003, 2022.

[18]Mori Y, Kudo SE, Misawa M, et al. Artificial intelligence-assisted colonic endocytoscopy for cancer recognition: a multicenter study. Endosc Int Open 9: E1004–1011, 2021.

[19]Kuiper T, Alderlieste YA, Tytgat KMAJ, et al. Automatic optical diagnosis of small colorectal lesions by laser-induced autofluorescence. Endoscopy 47: 56–62, 2015.

[20]Rath T, Tontini GE, Vieth M, et al. In vivo real-time assessment of colorectal polyp histology using an optical biopsy forceps system based on laser-induced fluorescence spectroscopy. Endoscopy 48: 557–562, 2016.

[21]Aihara H, Saito S, Inomata H, et al. Computer-aided diagnosis of neoplastic colorectal lesions using 'real-time' numerical color analysis during autofluorescence endoscopy. Eur J Gastroenterol Hepatol 25: 488–494, 2013.

[22]Horiuchi H, Tamai N, Kamba S, et al. Real-time computer-aided diagnosis of diminutive rectosigmoid polyps using an auto-fluorescence imaging system and novel color intensity analysis software. Scand J Gastroenterol 54: 800–805, 2019.

[23]Mori Y, Kudo SE, Berzin TM, et al. Computer-aided diagnosis for colonoscopy. Endoscopy 49: 813–819, 2017.

[24]Komeda Y, Handa H, Watanabe T, et al. Computer-aided diagnosis based on convolutional neural network system for colorectal polyp classification: Preliminary experience. Oncology 93（Suppl 1）: 30–34, 2017.

[25]Renner J, Phlipsen H, Haller B, et al. Optical classification of neoplastic colorectal polyps—a computer-assisted approach（the COACH study）. Scand J Gastroenterol 53: 1100–1106, 2018.

[26]Chinzei K, Shimizu A, Mori K, et al. Regulatory science on AI-based medical devices and systems. Advanced Biomedical Engineering 7: 118–123, 2018.

Summary

Artificial Intelligence for Predicting Lesion Histology in Colonoscopy

Yuichi Mori[1,2], Shin-Ei Kudo[1],
Masashi Misawa

Along with the dramatic advances in imaging technologie in recent years, the quality and quantity of endoscopic images have increased significantly, which raise the hurdle to a high-performance diagnosis. Thus, only a limited number of expert endoscopists can achieve such a highly accurate diagnosis. To overcome this issue and allow any endoscopist to provide a high-quality diagnosis regardless of their skills or environment, CAD (computer-aided diagnosis) using AI (artificial intelligence) is becoming increasingly popular. A recent rapid AI development is realizing a CAD implementation into real clinical endoscopy. This review overviews the current research situation on AI for endoscopy in the colon. Simultaneously, we mention barriers that are hindering AI clinical implementation for endoscopy and regulatory approval importance, which will facilitate the understanding of the current status of AI-assisted colonoscopy.

[1]Digestive Disease Center, Showa University Northern Yokohama Hospital, Yokohama, Japan.
[2]Institute of Health and Society, University of Oslo, Oslo, Norway.

大肠肿瘤病理诊断的最前沿

——伴随（companion）诊断

园部 祥子 [1,3]

鹈饲 奈津子

下田 将之

摘要● 所谓的伴随诊断（CDx）是以与分子靶向药物之间的组合为前提，检查靶分子表达的有无基因突变等的诊断方法，在个体化医疗中是患者分层的必需的过程。目前，关于结直肠癌已有6种分子靶向药物被批准作为基于CDx的体外诊断用药物，在适应证的判定方面，*KRAS/NRAS*基因检查、*BRAF*基因检查、微卫星不稳定性检查是特别重要的。认为与病理诊断相关的CDx的标准化，将有助于实现更准确的治疗对象患者的分层和个体化医疗，进一步提高医疗质量和效率。本文概述了在结直肠癌CDx中的基因突变和蛋白表达与病理诊断之间的关系。

关键词　结直肠癌　伴随诊断　*KRAS/NRAS* 基因　*BRAF* 基因　微卫星不稳定性检查

[1] 東京慈惠会医科大学病理学講座・病院病理部　〒105-8461 東京都港区西新橋 3 丁目 25-8　E-mail：shimoda@jikei.ac.jp

前言

所谓的伴随诊断（companion diagnostics，CDx）是以与分子靶向药物之间的组合为前提，检查靶分子表达的有无基因突变等的诊断方法，在个体化医疗中是患者分层的必需的过程。用于治疗乳腺癌的、以人类上皮细胞生长因子受体2（human epidermal growth factor receptor 2，HER2）为靶点的分子靶向治疗药（曲妥珠单抗）是个体化医疗的先驱，于 2001 年在日本被批准作为对转移性乳腺癌的治疗药，至今已取得了重大成果。另外，以选择 HER2 治疗对象患者为目的的 CDx 的开发，以肿瘤细胞的阳性表达强度和比例为基础，作为被认为是定性的免疫组织化学（immunohistochemistry，IHC）法的半定量检查的意义也非常重大。

近年来，基于癌基因组的大规模分析，作为对分子靶向药物的效果进行预测和判定以及治疗对象患者选择的免疫检查点抑制剂使用上的微卫星不稳定性（microsatellite instability，MSI）检查和在表皮生长因子受体（epidermal growth factor receptor，EGFR）抑制剂的使用上的 *KRAS/NRAS/BRAF* 基因突变检查的重要性在增加。这些 CDx 也与病理诊断密切相关。

本文将就大肠肿瘤（特别是结直肠癌）的 CDx 概述基因突变、蛋白表达与病理诊断之间的关系。

关于大肠肿瘤的CDx的现状

结直肠癌的发病率有逐年增加的趋势，在 2020 年的癌症统计（日本国立癌症研究中心癌症信息服务）中，不同部位的癌症死亡率为：结直肠癌在女性患者中为第 1 位，在男性患者中为第 3 位，在男女整体上为第 2 位。结直肠

表1 已被批准用于结直肠癌的分子靶向药物和CDx

成分名	可用于适应证判断的体外诊断药品或医疗器械	检查项目
西妥昔单抗 （Cetuximab）	MEBGEN RASKET–B 试剂盒	*KRAS/NRAS*基因突变
	OncoBEAM RAS CRC试剂盒	
	FoundationOne CDx 癌基因组概况	
纳武单抗 （Nivolumab）	MSI检测试剂盒（FALCO）	微卫星不稳定性
	FoundationOne CDx 癌基因组概况	
	Guardant360 CDx 癌基因PANEL	
派姆单抗 （Lambrolizumab）	MSI检测试剂盒（FALCO）	微卫星不稳定性
	FoundationOne CDx 癌基因组概况	
	Guardant360 CDx 癌基因PANEL	
	VENTANA OptiView PMS2（A16–4）	错配修复功能缺陷
	VENTANA OptiView MSH2（G219–1129）	
	VENTANA OptiView MSH6（SP93）	
	VENTANA OptiView MLH1（M1）	
康奈非尼 （Encorafenib）	MEBGEN RASKET–B 试剂盒	*BRAF*基因突变
	therascreen *BRAF* V600E突变检测试剂盒RGQ「QIAGEN」	
康奈非尼 （Encorafenib） 贝美替尼 （Binimetinib）	MEBGEN RASKET–B 试剂盒	*BRAF*基因突变
	therascreen *BRAF* V600E突变检测试剂盒RGQ「QIAGEN」	
帕尼单抗 （Panitumumab）	MEBGEN RASKET–B 试剂盒	*KRAS/NRAS*基因突变
	FoundationOne CDx 癌基因组概况	
	OncoBEAM RAS CRC试剂盒	

〔转载自"独立行政法人医药品医疗机器综合机构（PMDA）. 医药品の適応判定を目的として承認された体外診断用医药品又は医療機器の情報. https://www.pmda.go.jp/files/000239775.pdf〔2022年7月14日阅览〕"，部分修改〕

癌是日本重要的癌种之一。作为与结直肠癌发生相关的分子异常，迄今已经在基因水平进行了各种分析，包括DNA甲基化等表观遗传异常、癌相关基因的突变、编码DNA错配修复酶的基因的突变和甲基化引起的MSI、染色体不稳定性（chromosomal instability，CIN）导致的染色体的扩增、缺损等。截至2022年7月，日本药品和医疗器械管理局（Pharmaceuticals and Medical Devices Agency，PMDA）批准使用的CDx药物有35种，其中有6种分子靶向药物〔西妥昔单抗（Cetuximab）、纳武单抗（Nivolumab）、派姆单抗（Lambrolizumab）、康奈非尼（Encorafenib）、康奈非尼和贝美替尼（Binimetinib）联合使用、帕尼单抗（Panitumumab）〕适用于大肠癌（结直肠癌）（**表1**）。这其中，*KRAS/NRAS* 基因检查、*BRAF* 基因检查、MSI 检查尤为重要，与结直肠癌的致癌过程也有密切的关系。

结直肠癌的主要致癌途径有：经由大肠腺瘤癌变的致癌途径（adenoma–carcinoma sequence）；经由无蒂锯齿状病变（sessile serrated lesion，SSL）、传统锯齿状腺瘤（traditional serrated adenoma，TSA）等锯齿状病变癌变的致癌途径（serrated neoplasia pathway，锯齿状瘤途径）。在经由大肠腺瘤癌变的致癌途径中，在致癌初期见有 *APC* 基因突变；在向高度异型腺瘤进展时，除了控制细胞增殖信号通路的 *KRAS* 基因发生突变外，还进

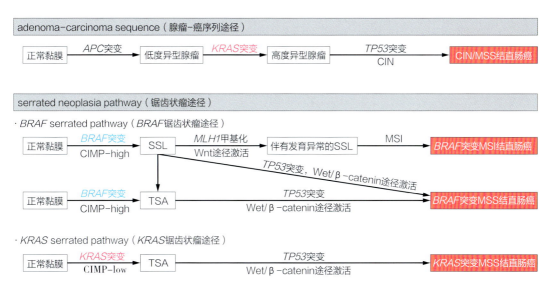

图1 结直肠癌的发生途径和*KRAS*、*BRAF*基因突变

SSL：sessile serrated lesion，无蒂锯齿状病变；TSA：traditional serrated adenoma，传统锯齿状腺瘤；CIN：chromosomal instability，染色体不稳定性；CIMP：CpG island methylator pernotype，CpG岛甲基化表型；MSI：microsatellite interbility，微卫星不稳定性；MSS：microsatellite stable，微卫星稳定。

〔转载自"深澤寧，他．KRAS，BRAF，GNAS．胃と腸57：714，2022"，部分修改〕

一步发生 TP53 基因突变和通过 CIN 获得而发生 CIN/ 和微卫星稳定（microsatellite stable，MSS）的结直肠癌。另一方面，在锯齿状瘤途径（serrated neoplasia pathway）中，大致分为从 SSL 发生高度 MSI 结直肠癌的途径和通过 TSA 发生 MSS 结直肠癌的途径。在从 SSL 发生的途径中，通过 *BRAF* 突变、高 CpG 岛甲基化表型（CpG island methylator phenotype high，CIMP-high）、错配修复基因 *MLH1* 基因的甲基化而发生伴发育异常的无蒂锯齿状病变（SSL with dysplasia），多数会导致高度 MSI 结直肠癌；在通过 TSA 的途径中，存在 *BRAF* 基因突变途径和 *KRAS* 基因突变途径，均是通过 *TP53* 基因突变和 Wnt/β-catenin 通路激活，最终发生 MSS 结直肠癌。另外，在 SSL 中也有通过 *TP53* 基因突变和 Wnt/β-catenin 通路激活最终导致 MSS 结直肠癌的（**图1**）。

近年来，基于全面的基因异常分析，还进行了与治疗效果和预后相关的结直肠癌分类。通过美国的大规模癌症基因组分析项目——癌症基因组图谱（The Cancer Genome Atlas，TCGA）的分析，基于大规模的外显子分析、DNA 拷贝数、甲基化、mRNA 和 microRNA 的表达，将结直肠癌大致分为超突变型（hyper-mutated）和非超突变型（non-hypermutated）两种类型。在占全部结直肠癌 16% 的超突变型中，在约 3/4 的病例中见有高度 MSI，其中很多都可以观察到因甲基化而引起的 MLH1 表达的抑制。其余的超突变型结直肠癌显示出编码 DNA 聚合酶的聚合酶 ε 的 POLE 的突变。具有 POLE 突变的肿瘤尽管在 MSI 检查中为 MSS，但其特征是高概率见有单碱基突变。

另一方面，在非超突变型中见有 *APC*、*TP53*、*KRAS* 等基因的突变，与超突变型相比，体细胞拷贝数变化较多，可以观察到与 CIN 结直肠癌之间的重叠（overlap）。2015 年，作为与临床病理学因素相关的结直肠癌分类，有人提出了共识分子分型（consensus molecular subtype，CMS）（**表2**）。在该分类中，将结直肠癌大致分为 4 种（CMS 1 ～ 4）：占总数 14% 的 CMS1（MSI immune）以 MSI/CIMP-high 为特征；CMS2（canonical，占 37%）呈上

表2 共识分子亚型（consensus molecular subtype，CMS）分类

	CMS1 MSI immune	CMS2 canonical	CMS3 metabolic	CMS4 mesenchymal
比例*	14%	37%	13%	23%
分子病理学特征	MSI/CIMP-high 高比例突变型	拷贝数变化多	拷贝数变化少 CIMP-Low	拷贝数变化多
基因突变	BRAF突变		KRAS突变	
其他特征	免疫细胞浸润和激活	Wnt和myc的激活	代谢异常	间质浸润 TGFβ活化 血管新生
预后	复发后的预后不良			预后不良

CIMP：CpG island methylator phenotype，CpG岛甲基化表型；TGFβ：transforming growth factor β，转化生长因子β。

*：具有CMS1～4混合特征的存在有13%。

〔转载自 "Guinney J, et al. The consensus molecular subtypes of colorecatl cancer. Nat Med 21：1350-1356, 2015；鈴木拓，他. 大腸がんの分子生物学—発生機構と分子サブタイプ. 日消誌 116：859-866, 2019"，部分修改〕

皮系细胞的基因表达模式；CMS3（metabolic，占13%）呈反映代谢途径异常的基因表达模式；CMS4（mesenchymal，占23%）呈与上皮间质转化（epithelial mesenchymal transition，EMT）相关的基因表达模式。在CMS1中，*BRAF*基因突变的概率高，可观察到免疫细胞的浸润和激活，但复发病例预后不良。在这些分类中，还与已被批准为分子靶向药物及CDx的分子密切相关，今后有可能作为选择分子靶向药物的对象患者和决定治疗方针的指标也有用。

KRAS、BRAF基因突变与CDx

*KRAS*和*BRAF*基因突变是CDx的检查项目，在《结直肠癌治疗指南（2019年版）》中，建议在进行一线治疗前进行这些检查。在RAS蛋白中有KRAS、NRAS、HRAS等亚型(isoform)。据报道，在结直肠癌发生*RAS*基因突变的概率为*KRAS*基因34.6%、*NRAS*基因3.7%、*HRAS*基因0.2%，其中*KRAS*基因突变最多。EGFR是在约80%的结直肠癌中表达的受体酪氨酸激酶，通过与配体之间的结合，激活下游的信号转导通路——RAS/RAF/MAPK通路和PI3K/PTEN/AKT/mTOR通路等，促进细胞增殖和血管新生等。由于KRAS/NRAS位于EGFR信号通路上，作为CDx的*KRAS/NRAS*基因突变检

查涉及以EGFR为靶标的人鼠嵌合型IgG1单克隆抗体——西妥昔单抗和完全人型IgG2单克隆抗体——帕尼单抗的适应证。在抗EGFR抗体西妥昔单抗的临床试验中，在*KRAS*基因野生型观察到无进展生存期（progression-free survival，PFS）的延长，而在*KRAS*基因突变型中未见PFS有显著性差异。同样，在帕尼单抗的临床试验中，在*KRAS*基因野生型中也观察到了PFS的延长。因此认为，作为抗EGFR抗体的这些药物在*RAS*基因野生型中的效果值得期待。

另一方面，在5%～10%的结直肠癌患者中发现*BRAF*基因突变，其中90%以上是从密码子（codon）600的缬氨酸向谷氨酸的突变（V600E）。BRAF是构成RAS/RAF/MAPK通路的丝氨酸/苏氨酸激酶，当被EGFR等受体酪氨酸激酶激活的RAS与BRAF直接结合时，下游的MEK/ERK通路被激活，从而调控细胞的增殖和生存。*BRAF*基因一旦发生突变，无论有无来自上游的RAS的刺激，都发生MEK/ERK通路的持续激活，从而促进癌的增殖。虽然单独使用BRAF抑制剂和与MEK抑制剂联合使用的疗法在临床试验中的效果有限，但除了给予康奈非尼（BRAF抑制剂）和贝美替尼（MEK抑制剂）外，同时给予抗EGFR抗体西妥昔单

表3 从MMR蛋白表达模式推测的基因突变

在免疫组织化学染色中的表达				推测的致病突变基因
MLH1	MSH2	PMS2	MSH6	
−	+	−	+	⇒ *MLH1*
+	−	+	−	⇒ *MSH2*
+	+	−	+	⇒ *PMS2*
+	+	+	−	⇒ *MSH6*

+：有表达；−：表达消失。
例外的染色结果：
·由缺失突变（misscence mutation）等所引起的异常蛋白的表达：在发生缺失突变的情况下，有时会表达无法保持功能的蛋白。
·微卫星不稳定性所导致的错配修复基因的继发性突变：在某些错配修复基因具有重复序列，会引起继发性突变。
·由术前放化疗所导致的MSH6的表达缺失：据报道，在进行术前放化疗的情况下，即使*MSH6*没有异常，也会显示MSH6的表达缺失。
［根据"大肠癌研究会（编）. 遗伝性大腸癌诊療ガイドライン2020年版，金原出版，2020"制表］

抗的三联疗法的效果分别超过了各自单药和两药联用疗法。根据以上结果，提示 BRAF 抑制剂、MEK 抑制剂和抗 EGFR 抗体的三联疗法是很有前景的治疗策略，在 2020 年已批准康奈非尼、贝美替尼、西妥昔单抗的三联疗法和康奈非尼、贝美替尼的二联疗法用于化疗后恶化、具有 *BRAF* 基因突变、无法治愈切除的晚期或复发结直肠癌患者。

MSI和CDx

DNA 错配修复（mismatch repair，MMR）机制是在 DNA 复制时修复模板 DNA 和新生 DNA 之间的非配对（错配）的 DNA 损伤修复机制之一。在引起 MMR 功能不全的细胞中，微卫星的重复序列的数量容易发生变化，这种现象被称为 MSI。与 MMR 机制相关的酶有 MLH1、MSH2、MSH3、MSH6、PMS2 等。在前面提到的"关于大肠肿瘤的 CDx 的现状"中所记载的超突变型肿瘤大多是以 4 个 MMR 基因（*MLH1*、*MSH2*、*PMS2*、*MSH6*）中的某一个的突变为原因，或者是 *MLH1* 基因启动子的甲基化引起表达抑制为原因的错配修复功能缺失（deficient MMR，dMMR）肿瘤，其特征为呈微卫星高度不稳定性（MSI-high）。MMR 基因异常的检出在免疫检查点抑制剂的效果预测

因素、Ⅱ期病例的术后化疗的效果预测因素以及 Lynch 综合征的筛查方面具有临床意义。

MMR 异常的检查方法包括对 MMR 蛋白的免疫组织化学染色和 MSI 检查，而这两种检查都具有很高的灵敏度和特异性，两者的一致率也很高。在通过免疫组织化学染色进行的检查中，检索 4 种 MMR 蛋白（MLH1、MSH2、PMS2、MSH6）的表达，如果其中某种蛋白的表达消失了，就判断为 MMR 异常。在 MMR 机制中，通过 MLH1 和 PMS2 形成 MutSα 复合体，MSH2 和 MSH6 形成 MutLα 复合体而发挥作用，在 MLH1 和 MSH2 不存在的情况下，各自的 PMS2 和 MHS6 变得不稳定（消失）。因此，可以根据 MLH1/MSH2/MSH6/PMS2 的表达模式来推测致病基因（**表3，图2**）。尽管也有例外，但对于 4 种 MMR 基因的免疫组织化学染色与 MSI 检查之间显示很高的一致率，是病理诊断相关的高精度 CDx。另外，将 4 种蛋白全部正常表达的情况判定为错配修复功能完整（proficient MMR，pMMR），将 1 种以上的蛋白表达消失的情况判定为 dMMR。

MSI-high 结直肠癌的组织病理学特征为：髓样增殖、上皮内淋巴细胞浸润、黏液癌、印戒细胞癌、Crohn 样淋巴细胞反应、观察不到坏死（地图状的梗塞性坏死除外）、组织学上

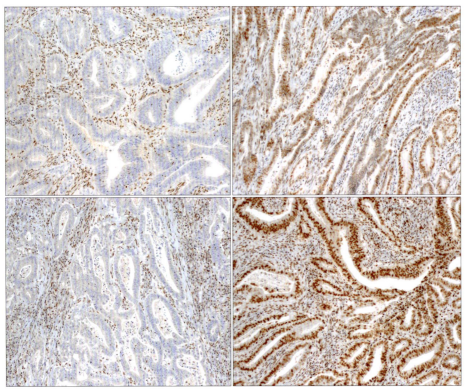

a	b
c	d

图2 *MLH1*基因突变结直肠癌病例的MMR蛋白（a：MLH1；b：MSH2；c：PMS2；d：MSH6）的免疫组织化学染色像

的不均一性等。特别是呈髓样增殖的结直肠癌被视为是髓样癌（medullary carcinoma）独立的组织型，在 WHO 分类中也记载了其与 MMR 异常之间的关系。MSI-high 结直肠癌根据导致 MSI 的 MMR 基因失活的原因被分为三大类：①以 *MLH1* 基因启动子的甲基化为原因的散发性结直肠癌；②伴于 Lynch 综合征的结直肠癌；③以 MMR 基因的体细胞突变为原因的散发性结直肠癌——Lynch 样综合征（Lynch-like syndrome）。关于这些 MSI-high 结直肠癌的发病率，在以日本国内 1234 例结直肠癌为对象的研究中，结果显示伴有 *MLH1* 基因启动子甲基化的病例为 4.1%，Lynch 综合征为 0.7%，Lynch 样综合征为 0.2%。重要的一点是，在无法切除的晚期或复发实体癌的情况下，如果是 MSI-high，可以期待免疫检查点抑制剂的有效性。如纳武单抗（Nivolumab）和派姆单抗（Lambrolizumab）等抗程序性死亡受体 1（programmed death receptor-1，PD-1）抗体作为对 MSI-high 结直肠癌的免疫检查点抑制剂已被批准用于临床。在这些 dMMR 结直肠癌患者中的客观有效率为 40%，无恶化生存率为 78%，而在 pMMR 结直肠癌患者中的客观有效率为 0%，无恶化生存率为 11%，显示出因 MMR 的状态不同，免疫检查点抑制剂的治疗效果也不同。基于上述研究，认为今后以判定是否适用免疫检查点抑制剂为目的的 MSI 相关的 CDx 的重要性将增加。

结语

近年来，随着对各种肿瘤进行全面的分子病理学分析，在确定新的治疗靶点的同时，分子靶向医疗的重要性也在增加。虽然目前在大肠肿瘤领域被批准的分子靶向药物仅有少数几种，但预计今后基于新的研究成果的分子靶向药物及 CDx 的开发将会加快。尽管需要解决的问题还有很多，但与病理诊断相关的 CDx 的标准化将有助于实现更准确的治疗对象患者的分层和个体化医疗，进而提高医疗的质量和效率。

参考文献

[1]Slamon DJ, Leyland-Jones B, Shak S, et al. Use of chemotherapy plus a monoclonal antibody against HER2 for metastatic breast cancer that overexpresses HER2. N Engl J Med 344; 783–792, 2001.

[2]国立がん研究センター. がん情報サービス. https://ganjoho.jp/public/index.html〔2022年7月14日閲覧〕.

[3]山本英一郎, 鈴木拓. 大腸癌の分子腫瘍発生理論—最新の分子腫瘍仮説の意義. 病理と臨 36; 1048–1051, 2018.

[4]医薬品医療機器総合機構（PMDA）. 医薬品の適応判定を目的として承認された体外診断用医薬品又は医療機器の情報. https://www.pmda.go.jp/files/000239775.pdf〔2022年7月14日閲覧〕.

[5]Fearon ER, Vogelstein B. A genetic model for colorectal tumorigenesis. Cell 61; 759–767, 1990.

[6]村上敬, 八尾隆史, 廣本貴史, 他. 鋸歯状病変の癌化経路の新展開. 病理と臨 36; 1067–1075, 2018.

[7]深澤寧, 下田将之. KRAS, BRAF, GNAS. 胃と腸 57; 714, 2022.

[8]Cancer Genome Atlas Network. Comprehensive molecular characterization of human colon and rectal cancer. Nature 487; 330–337, 2012.

[9]Guinney J, Dienstmann R, Wang X, et al. The consensus molecular subtypes of colorectal cancer. Nat Med 21; 1350–1356, 2015.

[10]Lenz HJ, Ou FS, Venook AP, et al. Impact of consensus molecular subtype on survival in patients with metastatic colorectal cancer: results from CALGB/SWOG 80405（Alliance）. J Clin Oncol 37; 1876–1885, 2019.

[11]鈴木拓, 山本英一郎, 仲瀬裕志. 大腸がんの分子生物学—発生機構と分子サブタイプ. 日消誌 116; 859–866, 2019.

[12]大腸癌研究会（編）. 大腸癌治療ガイドライン 医師用 2019年版. 金原出版, 2019.

[13]川上尚人, 緒方壮太. BRAF変異陽性大腸癌の新たな治療戦略. 癌と化療 48; 787–795, 2021.

[14]Tejpar S, Lenz HJ, Köhne CH, et al. Effect of KRAS and NRAS mutations on treatment outcomes in patients with metastatic colorectal cancer（mCRC）treated first-line with cetuximab plus FOLFOX4: New results from the OPUS study. J Clin Oncol 32（3_suppl）; LBA444, 2014.

[15]川添彬人, 設楽紘平. 抗EGFR抗体薬–Cetuximab, panitumumab. 医のあゆみ 265; 54–59, 2018.

[16]Phipps AI, Buchanan DD, Makar KW, et al. BRAF mutation status and survival after colorectal cancer diagnosis according to patient and tumor characteristics. Cancer Epidemiol Biomarkers Prev 21; 1792–1798, 2012.

[17]Imai K, Yamamoto H. Carcinogenesis and microsatellite instability: the interrelationship between genetics and epigenetics. Carcinogenesis 29; 673–680, 2008.

[18]赤木究. 遺伝性腫瘍—DNAミスマッチ修復機能欠損とリンチ症候群. 腫瘍内科 24; 363–369, 2019.

[19]関根茂樹. MSI大腸癌. 病理と臨 38; 408–413, 2020.

[20]大腸癌研究会（編）. 遺伝性大腸癌診療ガイドライン 2020年版. 金原出版, 2020.

[21]Shia J, Ellis NA, Paty PB, et al. Value of histopathology in predicting microsatellite instability in hereditary nonpolyposis colorectal cancer and sporadic colorectal cancer. Am J Surg Pathol 27; 1407–1417, 2003.

[22]Alexander J, Watanabe T, Wu TT, et al. Histopathological identification of colon cancer with microsatellite instability. Am J Pathol 158; 527–535, 2001.

[23]The WHO Classification of Tumours Editorial Board（eds）. WHO Classification of Tumours, Digestive System Tumours, 5th ed. IARC press, Lyon, 2019.

[24]Chika N, Eguchi H, Kumamoto K, et al. Prevalence of Lynch syndrome and Lynch-like syndrome among patients with colorectal cancer in a Japanese hospital-based population. Jpn J Clin Oncol 47; 108–117, 2017.

[25]Le DT, Uram JN, Wang H, et al. PD-1 blockade in tumors with mismatch-repair deficiency. N Engl J Med 372; 2509–2520, 2015.

Summary

Companion Diagnostics for Colorectal Cancer

Shoko Sonobe[1], Natsuko Ukai,
Masayuki Shimoda

CDx（companion diagnostics）is a technique for evaluating the expression or gene mutations of targeted molecules that provides information necessary for the safe and efficient use of molecular-targeted drugs/biological products in personalized medicine. Currently, six types of molecular-targeted drugs are approved for colorectal cancer based on CDx targeting *KRAS/NRAS* gene, BRAF gene, and microsatellite instability status. Additionally, standardization of pathological CDx can realize a more precise selection of patients to be treated and enhance the quality and efficiency of molecular-targeted treatment. This review presents CDx for colorectal cancer and its relationship with pathological diagnosis.

[1]Department of Pathology, The Jikei University School of Medicine, Tokyo.

大肠肿瘤病理诊断的最前沿

——锯齿状病变的病理学处置

菅井 有[1]

田中 义人

上杉 宪幸

摘要●锯齿状病变可大致分为增生性息肉（HP）、锯齿状腺瘤（TSA）、无蒂锯齿状病变（sessile serrated lesion, SSL）和伴发育异常的锯齿状病变（SSL with dysplasia, SSLD）。HP可分为富含微血管的变异体（microvascular rich variant）和富含杯状细胞的变异体（goblet cell rich variant）两种亚类，前者以*BRAF*突变为特征，后者以*KRAS*突变为特征。TSA根据前体病变的不同分为*BRAF*型和*KRAS*型两种亚型。TSA的组织病理学表现虽然到目前为止没有被视为问题，但是今后有必要对交界病例和初期表现进行研究。无蒂锯齿状腺瘤/息肉（sessile serrated adenoma/polyp, SSA/P）在2019年修订的WHO分类中被更名为SSL。但是，需要注意的是，在日本被诊断的SSA/P和SSL可能不是完全相同的病变。SSLD的组织病理学表现不是一样的，是包含了各种组织病理学表现的病变，即，在以日本的标准诊断的情况下，可以被分为腺瘤型和癌型两种。2018年由Hashimoto、Sekine等所报道的浅表性锯齿状腺瘤（superficial serrated adenoma, SuSA）是有可能被加到上述分类中的病变。该疾病的增殖区域多局限于隐窝的中央部分，显示*KRAS*突变。另外，*PTPRK/RSPO3*的融合基因是该疾病的特征，其出现率为90%左右。然而，SuSA在肿瘤发生上的体系性定位尚不明确，是今后的研究课题。虽然锯齿状病变这一概念的轮廓在逐渐变得清晰，但新的疾病概念在不断地被提出，指出有变动的要素，今后需要进一步的研究。

关键词 锯齿状病变　无蒂锯齿状病变（SSL）　锯齿状腺瘤（TSA）
伴发育异常的锯齿状病变（SSLD）
浅表性锯齿状腺瘤（SuSA）

[1] 岩手医科大学医学部病理诊断学讲座　〒028-3695 岩手县紫波群矢巾町医大通2丁目1-1　E-mail：tsugai@iwate-med.ac.jp

前言

根据癌前病变的性质，结直肠癌的肿瘤发生假说被分为3类：①腺瘤-癌序列途径（adenoma-carcinoma sequence）；②锯齿状瘤途径（serrated neoplasia pathway）；③从头（*de novo*）致癌。从发生率这一点来看，作为结直肠癌的进展途径，前两者被认为是主要的，而两者从临床病理学的观点和分子异常的观点来看也被认为是排他关系，被认为是属于不同系统的发生途径。在大肠肿瘤性病变的临床处置和病理诊断方面，事先考虑到前述的肿瘤发生途径非常重要。

在 2019 年修订的 WHO 分类中，改变了对锯齿状病变的以往的思考方式和诊断标准，并改变了病变名的名称等。其结果指出，到目前为止在日本进行的锯齿状病变的诊断有可能与基于 WHO 分类的诊断不同。例如，也有可能发生无蒂锯齿状腺瘤 / 息肉（sessile serrated adenoma/polyp，SSA/P）和无蒂锯齿状病变（sessile serrated lesion，SSL）不是完全相同的病变这种情况。虽然目前还不能马上断定这样的不同对实际的病理诊断，以及内镜诊断和治疗产生怎样的影响，但今后也有必要继续关注。如上所述，病理诊断的处置通常与内镜的处置直接相关，关于近年来的锯齿状病变的概念和诊断标准，不仅是病理医生，内镜医生也有必要预先熟知。因此，本文概述了最新的锯齿状病变的思考方式和诊断标准，并就其存在的问题进行了介绍。

锯齿状病变的分类

在 WHO 分类中提倡将锯齿状病变分为 4 种：① 增 生 性 息 肉（hyperplastic polyp，HP）；② 锯 齿 状 腺 瘤（traditional serrated adenoma，TSA）；③无蒂锯齿状病变（SSL）；④ 伴 发 育 异 常 的 锯 齿 状 病 变（SSL with dysplasia，SSLD）。下面分别进行介绍。

1. 增生性息肉（HP）

HP 目前被分为富含微血管的变异体（microvascular rich variant）和富含杯状细胞的变异体（goblet cell rich variant）两种亚型，前者以 BRAF 突变为特征，后者以 KRAS 突变为特征，是锯齿状息肉中最常见的息肉，但也是根据组织病理学的诊断标准难以明确定义的病变。到目前为止，一般采用的诊断标准是：① 缺少分支和变形的一样的直线状锯齿状腺管；

②腺管的口径从表层到下层逐渐变窄。但是，据知实际上在日常诊疗中遇到的 HP 的腺管的形态表现并不一样，表现出各种各样的形态，特别是多数呈扩张和分支，当拘泥于上述的特征时，有可能很多的 HP 会被排除在外。特别是腺管呈不规则分支和扩张的病变的诊断，各病理医生是如何进行的，在病理医生之间并不是已经达成了共识。

代表性的病例如**图 1**所示，但这样的病变因病理医生的不同也有时被诊断为 TSA，另一方面，认为一般被分类为 HP 的可能性很大。但是，认为根据病变的组织病理学特征分为两者中的哪一种比较好的不明确的情况也有很多。这样的病变除了大多是较大（超过 10 mm）的病变外，还有很多病变呈不规则且过度分支表现和各种程度的扩张表现，缺乏腺底部的走行异常等变化也是特征。在笔者等采用高通量测序（next-generation sequencing，NGS）的研究中，因为这种病变发生的突变基因多为 BRAF（未发表数据），组织病理学表现也有与 TSA 不同的地方［不是由嗜酸性细胞质和铅笔样核构成的发育异常细胞（dysplastic cell），出 芽 表 现（budding，ectopic crypt foci；ECF）也不典型等］，与其说是 TSA，不如说是富微血管型增生性息肉（microvesicular HP，MVHP）的进展型更好。无论如何，都认为这是今后的研究课题之一。

另一个问题是 HP 的癌变。此前一直推测锯齿状病变的癌变病例都是通过 SSL 或 TSA 癌变的。但是，最近有时也遇到癌变的周围病变的组织病理学表现不得不说是 HP 的病例，虽然很少见。如果能证明从 HP 直接癌变的话，就有可能存在与以往认为 HP 是微不足道的、无害的病变这一见解不同的 HP。笔者认为这也将成为今后的研究课题。

2. 锯齿状腺瘤（TSA）

TSA 的组织病理学特征为：①由嗜酸性细胞质和铅笔样细胞核构成的发育异常细胞（dysplastic cell）；②出芽表现（ECF）；③

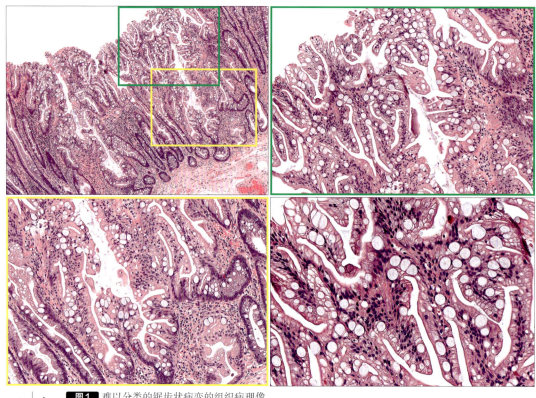

a	b
c	d

图1 难以分类的锯齿状病变的组织病理像
a 低倍放大像。
b a的绿框部中倍放大像。
c a的黄框部中倍放大像。
d 高倍放大像。

乳头状、绒毛样形态；等等。病理诊断也是基于这些表现进行的。虽然对典型病例的诊断并不困难，但对缺乏①和见有②、③表现的病例的处理尤其是一个问题，**图1**就是1个典型病例。TSA的诊断过去虽然不太被当作问题，但是与各锯齿状病变之间的边界病例的诊断感觉好像在病理医生之间的个人差异相当大。另外，在TSA的初期病变中，各组织学表现没有完全出现的情况较多，与典型病变的诊断相比，观察者之间的诊断有可能会产生差异。

由于在TSA的诊断上存在上述问题，因此最好是开发出可用于鉴别诊断的分子标志物。2018年，Hashimoto、Sekine等报道观察到在TSA中特征性的融合基因——*PTPRK/RSPO3*融合基因。有文献指出，这种融合基因可以激

活Wnt系统通路，有助于肿瘤的发生和发展。这种融合基因原本是在后述报道的浅表性锯齿状腺瘤（superficial serrated adenoma，SuSA）中的融合基因，而由于*RAS*型的TSA的前体病变是SuSA，所以表征TSA的分子异常的理解得到了普及。对于*RAS*型的TSA的诊断，这种融合基因的检索有可能是有效的。由于该分析可通过制备引物、提取RNA、进行逆转录PCR（reverse transcription PCR，RT-PCR），并通过电泳来进行分析，因此只要是对PCR稍有熟悉的研究机构，对这种融合基因的检出都应该并不困难。但是，基因分析并非在任何地方都能进行，因此能够采用该方法的研究机构有限。

如前所述，有文献指出，根据前体病变的不同，在TSA中有*BRAF*型和*KRAS*型两种亚型，

而两者的致癌率和致癌机制并没有太大差异。因此，推测这种区别在临床病理学上和临床上的优势不大。但是，据说只要是某种程度上习惯了放大内镜观察的内镜医生，就能够辨识其前体病变的内镜表现的差异，因此或许也有可能对前体病变内镜表现的理解有所帮助。

BRAF 型的前体成分的组织病理学特征是：虽然腺管见有轻度的扩张和分支，但腺底部未见变形的 MVHP 样的组织病理学表现，以及呈胃肠混合型的黏液表型。另一方面，*KRAS* 型的前体成分是在表层具有锯齿状结构的腺瘤样的组织病理学表现，呈大肠型的黏液表型（相当于后述的 SuSA）。另外，两者在 DNA 甲基化方面也有所不同，*BRAF* 型的前体成分大多为低甲基化，而在同型的 TSA 成分中多是呈中甲基化的病变。这提示，在 *BRAF* 型从前体病变进展到 TSA 时可能与甲基化状态有关。另一方面，在 *KRAS* 型中，因为在前体成分和 TSA 成分未见甲基化状态发生变化，表明甲基化参与的可能性较小。*BRAF* 型和 *KRAS* 型的 TSA 除了前体病变的不同外，很难在组织病理学上区分两者。尽管发生于不同的前体病变，但其进展型的组织病理学表现是相同的，这一点很令人感兴趣，但其原因还没有被充分阐明。

3. 无蒂锯齿状病变（SSL）

在 2019 年的 WHO 分类中，将被称为"无蒂锯齿状腺瘤 / 息肉（sessile serrated adenoma/polyp，SSA/P）"的名称变更为"无蒂锯齿状病变（sessile serrated lesion，SSL）"。在日本，作为 SSA/P 的诊断标准被广泛使用的是结直肠癌研究会的诊断标准。结直肠癌研究会的诊断标准是：①腺管的扩张、②腺管的不规则分支和③腺底部向水平方向的变形（出现倒 T 形、L 形腺管）的 3 项中，在病变的 10% 以上的区域中见有 2 项以上的即诊断为 SSA/P。笔者参与了该标准的制定，阐述了以③为主体、以②为辅助可能更明确地诊断 SSA/P。另外，虽然指出只要有① ~ ③的组织学因素中的一种就可以诊断，但是结直肠癌研究会的标准没有修改，

一直沿用至今。

在 2019 年版的 WHO 分类标准中强调是由与 MVHP 相同的细胞和明显的锯齿状结构构成的病变，特别强调了由增殖区域的异常引起的腺管扭曲（distorted crypt）作为组织学特征。作为腺管扭曲的定义，明确记载着：在"沿着腺底部黏膜肌层的水平发育（horizontal growth）""腺底部的扩张（dilation of the crypt base）""一直进展到腺底部的锯齿状结构（serrations extending into the crypt base）""非对称性增殖（asymmetrical proliferation）"表现中，至少见有 1 种表现，认为比起 2010 年版的记载更容易把握组织病理学表现。结果是，与结直肠癌研究会的标准相比，SSL 更重视腺底部的表现，认为其记载与前述的个人观点更为接近。

有人担心以往被诊断为 HP 的病变根据 2019 年版 WHO 分类的标准会被诊断为 SSL，也有文献指出，是与日本的 SSA/P 不同的概念。但是，在 2019 年版 WHO 分类的标准中具体限定了腺底部的表现，与以往日本的 SSA/P 概念相比，可能是对象范围更窄的概念。日本的 SSL 也有可能在诊断时混淆了两者的标准，认为内镜医生应该事先就病理医生的诊断标准进行确认。

据知 SSL 会表现出不同程度的异型，即使对于普通型腺瘤，为了判定癌变的风险，建议将其分为低风险型和高风险型。由于 SSL 也会发生癌变，所以认为将其分为低风险型和高风险型两种亚型在理论上也具有合理性，但认为 SSL 的分级（grading）在日常诊疗中没有被进行。笔者等基于核异型、结构异型、腺管密度增加这 3 种表现，尝试进行 SSL 的分级，判明此时 MLH1 的免疫组织化学染色的结果有参考价值。如果观察到 MLH1 的表达消失，可以认为是支持高风险型判断的表现。考虑到高风险型腺瘤和锯齿状腺癌之间的鉴别有时也会成为问题，而在这种情况下，当苦于鉴别时，MLH1 的免疫组织化学染色是有用的。在观察

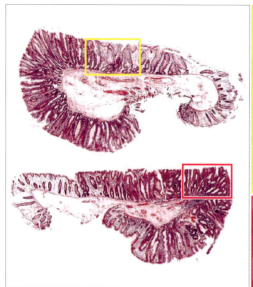

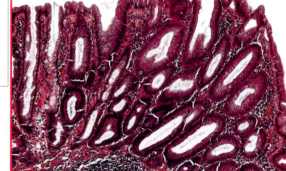

```
       b
  a  ┬───
     │  c
  ───┘
```

图2 伴发育异常的锯齿状病变（SSLD，腺瘤型）
的组织病理像

a SSLD的实体显微镜像。

b SSL（a的黄框部放大像）。

c 发育异常（dysplasia；腺瘤型，a的红框部放大
像）。

到 MLH1 的表达消失的情况下，提示微卫星不稳定性（microsatellite instability，MSI），可以认为是支持癌这一诊断的表现。也就是说，在对低风险型腺瘤和高风险型腺瘤的鉴别感到困惑的情况下，认为考虑 MLH1 的表达消失将会使客观的判断成为可能。

关于 SSL 的分子异常，虽然有文献指出 *BRAF* 突变（偶尔为 *KRAS* 突变）和全基因组（genomewide）的甲基化状态，但在近年来的研究中，关于新的分子异常的报道还很少。另一方面，对于 SSL 的特异性标志物的寻找也在热心地进行着，2013 年 Gonzalo 等报道称，在 SSL 中观察到 annexin A10 的表达升高具有特异性。在笔者等的研究中也发现，该标志物在 SSL 中升高，在 HP 中表达降低或消失，提示这一结果对 SSL 和 HP 之间的鉴别诊断很有帮助。此外，笔者等最近还报道了在 SSL 中三叶因子 1（trefoil factor 1，TFF1）的表达显著性增高。TFF1 的表达水平不仅与 TSA 相比增高，而且与 HP 相比在 SSL 中的表达水平也明显增高。另一方面，在各病变（SSL、TSA、HP）间也有表达水平重叠的病例。在实际临床的使用中或许会有局限性。但是，笔者认为 TFF1 的过表达无疑与锯齿状病变有关，特别是与 SLL 的进展有关。TFF1 的功能包括多种多样，但也有报道指出，TFF1 具有抑制细胞凋亡发生的功能。因为有人指出在 SSL 和 HP 中会发生细胞凋亡的抑制，因此作为解释其理由的机制或许有用。

4. 伴发育异常的锯齿状病变（SSLD）

有人提出，在一部分 SSL，将与周围的 SSL 边界清晰的异型病变称为"伴发育异常的锯齿状病变（SSL with dysplasia）"。在笔者看来，将 SSLD 的概念限定在与周围的 SSL 的组织学

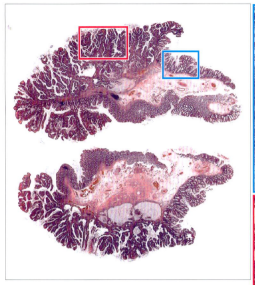
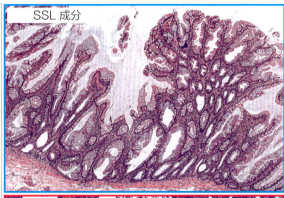
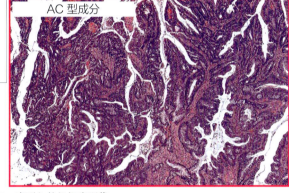

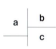

图3 伴发育异常的锯齿状病变（SSLD，癌型）的组织病理像

a SSLD的实体显微镜像。

b 无蒂锯齿状病变（SSL；a的蓝框部放大像）。

c 发育异常（dysplasia；癌型，a的红框部放大像）。

表现具有清晰边界的异型病变上使用，在目前混乱较少。对于连续移行的锯齿状异型，对黏膜内肿瘤使用前述分级（grading）的思考方式更有整合性。

另一方面，对于 SSLD 被定位为从 SSL 进展至浸润的癌前病变没有异议。但是，也认识到其组织病理学表现不一样（**图2，图3**）。另外，也不能无视在日本的病理诊断中使用"发育异常（dysplasia）"这一用语的违和感。迄今为止，锯齿状病变的病理诊断的构筑一直是以欧美为中心，因此锯齿状病变的病理诊断是欧美的研究走在前面。Liu 等将 SSLD（发生率）分为 4 种类型：①低偏离性［minimal deviation；19%，包括高黏液性改变（hyper mucinous change）］；②锯齿状（serrated；12%）；③腺瘤样（adenomatous；8%）；

④木有特殊说明的（not otherwise specified；79%）。这种分类虽然具体记载了发育异常（dysplasia）的内容，但对各个病变的适用标准并不是很明确，实际上与笔者的诊断多有不同。根据这种分类，有可能与日本的病理医生之间产生相当大的偏离。在日本，传统的黏膜内肿瘤的诊断明确地区分良性和恶性，如何将这种区别模糊的概念引入到日本的病理诊断中需要充分的讨论。

现在，作为日本正在研究的 SSLD 的处理，有将 SSLD 分为腺瘤型和癌型这两种类型的想法，而这种记载方法可以理解为是融合了迄今为止在日本使用的传统的黏膜内肿瘤的病理诊断和在欧美使用的 SSLD 概念的记载法。此外，认为这种记载法还具有与日本的内镜诊断之间取得一致性的优点。总之，今后有必要通过日

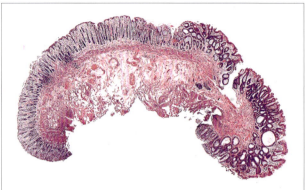

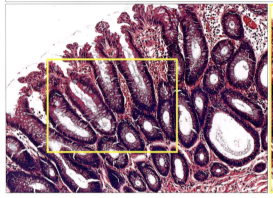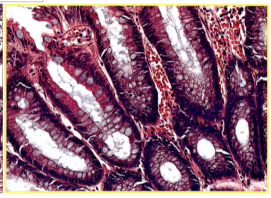

本的病理医生进行进一步的研究。

接下来的问题是两者的分子异常。在微卫星稳定（microsatellite stable，MSS）型结直肠癌和MSI型结直肠癌中，*APC*突变的发生率在MSI型结直肠癌中较低，*BRAF*突变的发生率在MSS型结直肠癌中较低。另一方面，有文献指出，*TP53*突变的发生率在MSS型结直肠癌中较低。关于SSLD的分子异常尚未积累足够的数据，其详细情况尚不明确。这对今后阐明SSL癌变机制来说是一个重要的课题。

5. 浅表性锯齿状腺瘤（SuSA）

SuSA是由Hashimoto、Sekine等报道的疾病。作为组织病理学的概念，指的是在表层部可以看到锯齿状变化，在靠近表层部下方的腺管显示腺瘤性的病变。诊断标准列举了以下5项：①伴有表层锯齿状变化的腺瘤样腺管的增生；②在病变的边缘，肿瘤腺管和正常腺管的边界清晰；③被覆上皮的房状变化；④从中层至底部的缺乏锯齿状变化的直线状肿瘤腺管；⑤由具有延长的核的柱状上皮所覆盖的腺管结构均一地配置于基底侧（**图4**）。

虽然SuSA在组织病理学上也显示出特征性的表现，但Ki-67表达阳性细胞的分布局限于隐窝的中间带这一点在鉴别上也被认为是重要的表现。但是，在实际的病例中也可以看到从隐窝底部开始连续向上扩大的病例，认为这是在典型的病例所能看到的表现比较好。黏液表型以肠型表型为主体，但也可以看到胃肠混合型。另一方面，作为基因异常，*KRAS*突变是必然发生的，极少观察到*BRAF*突变。作为特征性的表现，由于在约90%的病例中发现*PTPRK/RSPO3*的融合基因，认为也具有诊断学意义。如前所述，已阐明这种病变是*KRAS*型进展到TSA，但据知也可以由SuSA直接癌变。这种病变的癌变率不一定很高，所以是否应该视为癌前病变是今后的研究课题。这种病变也是由日本报道的疾病，最好由日本的病理医生和内镜医生进一步阐明。

其他新的锯齿状病变

虽然提出了几种新的疾病概念，但这里我们介绍的是锯齿状管状绒毛状腺瘤（serrated tubulovillous adenoma，STVA）。

这种病变是由 Liu 等报道的病型。虽然说是锯齿状病变的亚型，但也有可能是属于普通型腺瘤的病变。作为在 STVA 的组织病理学表现中可以观察到的特征性表现，文献中指出的有以下 5 种：①病变的构成细胞与 TSA 不同，是 STVA 的构成细胞；②肿瘤出芽（tumor budding）明显；③在病变内可以观察到波动结构（undulation structure）和迷宫状结构（maze like structure）；④无 BRAF 突变，但见有 KRAS 突变；⑤也可以观察到 GNAS 突变。但是，这种病变是否也存在与以往的普通型腺瘤不同的分子异常，这一点尚未被阐明，所以其是否为独立的病型尚不明确。APC 突变的有无也不明确，这种病变是否属于普通型腺瘤的谱系也将成为今后的研究课题。

结语

本文阐述了关于锯齿状病变的最新知识。虽然认为锯齿状病变的疾病概念已经进入了稳定期，但是作为新独立的疾病概念，SuSA 是最值得期待的。SuSA 的锯齿状病变的定位是今后的研究课题，而首先在诊断标准上需要在日本的病理医生之间达成共识。此外，因为锯齿状病变显示各种形态表现是特征性的，所以慎重地考虑亚分类非常重要。关于 SSLD 概念向日本的临床引入，认为需要附注组织病理学表现。因为日本的内镜医生喜欢明确病变的良恶性，所以认为需要与此相应的组织病理学的记载。另外，关于 SSL 癌变病例的分子异常，认为今后也有必要进行研究。

参考文献

[1]菅井有，永塚真，田中義人. 消化管粘膜内腫瘍の見方，考え方，そのエビデンス—大腸. 病理と臨 37: 748–756, 2019.

[2]Leggett B, Whitehall V. Role of the serrated pathway in colorectal cancer pathogenesis. Gastroenterology 138: 2088–2100, 2010.

[3]Hamilton SR, Sekine S. Conventional colorectal adenoma. WHO Classification of Tumours Editional Board (eds). WHO Classification of Tumours of the Digestive System. 5th ed. IARC, Lyon, pp 170–173, 2019.

[4]Jass JR, Whitehall VLJ, Young J, et al. Emerging concepts in colorectal neoplasia. Gastroenterology 123: 862–876, 2002.

[5]菅井有，山本英一郎，木村友昭，他. 大腸鋸歯状病変の臨床病理と分子異常. 日消誌 112: 661–668, 2015.

[6]菅井有，山野泰穂，木村友昭，他. 大腸鋸歯状病変の臨床病理学的特徴と分子病理学的意義. 胃と腸 46: 373–383, 2011.

[7]Hashimoto T, Tanaka Y, Ogawa R, et al. Superficially serrated adenoma: a proposal for a novel subtype of colorectal serrated lesion. Mod Pathol 31: 1588–1598, 2018.

[8]Tanaka Y, Eizuka M, Uesugi N, et al. Traditional serrated adenoma has two distinct genetic pathways for molecular tumorigenesis with potential neoplastic progression. J Gastroenterol 55: 846–857, 2020.

[9]八尾隆史，菅井有，岩下明德，他. 大腸SSA/Pの病理組織学的特徴と診断基準—大腸癌研究会プロジェクト研究から. 胃と腸 46: 442–448, 2011.

[10]Gonzalo DH, Lai KK, Shadrach B, et al. Gene expression profiling of serrated polyps identifies annexin A10 as a marker of a sessile serrated adenoma/polyp. J Pathol 230: 420–429, 2013.

[11]Sugai T, Eizuka M, Fujita Y, et al. Molecular Profiling Based on KRAS/BRAF Mutation, Methylation, and Microsatellite Statuses in Serrated Lesions. Dig Dis Sci 63: 2626–2638, 2018.

[12]Sugai T, Osakabe M, Eizuka M, et al. Genome-wide analysis of mRNA expression identified the involvement of trefoil factor 1 in the development of sessile serrated lesions. Pathol Res Pract 236: 153987, 2022.

[13]Liu C, Walker NI, Leggett BA, et al. Sessile serrated adenomas with dysplasia: morphological patterns and correlations with MLH1 immunohistochemistry. Mod Pathol 30: 1728–1738, 2017.

[14]Cancer Genome Atlas Network. Comprehensive molecular characterization of human colon and rectal cancer. Nature 487: 330–337, 2012.

[15]Bettington M, Walker N, Rosty C, et al. Serrated tubulovillous adenoma of the large intestine. Histopathology 68: 578–587, 2016.

Summary

Recent Advances in Pathological Diagnosis and Molecular Features of Serrated Lesions

Tamotsu Sugai[1], Yoshihito Tanaka, Noriyuki Uesugi

Serrated lesions are broadly classified into HP (hyperplastic polyps), TSA (traditional serrated adenomas), SSL (sessile serrated lesions), and SSLD (SSL with dysplasia). Furthermore, HP is divided into microvesicular and goblet cell-rich variants. Whereas the former is distinguished by *BRAF* mutation, the latter is closely related to *KRAS* mutation. The histopathological picture of TSA has not been considered problematic, but further studies are needed on borderline cases and the initial picture of TSA. Although the criteria of histological diagnosis of SSA/P (sessile serrated adenoma/polyp) were widely used based on the diagnostic criteria of the Japanese Society for Research on Colorectal Cancer, the nomenclature was changed to SSL in the 2019 revision of the WHO classification. It should be noted that previously diagnosed SSA/P in Japan may not be the same as the SSL diagnosed using WHO criteria. However, no specific detailed histological features of SSLD have been identified. Based on Japanese criteria, SSLD can be classified into two subtypes: adenomatous and carcinomatous types. The newly described SuSA (superficial serrated adenoma) by Hashimoto, Sekine et al. may be a lesion that could be added to the traditional classification of serrated lesions. According to their research, the proliferative zone of this disease is often confined to the central portion of the crypts and *KRAS* mutation is often found in this disease. Furthermore, the *PTPRK/RSPO3* adhesion gene characterizes the disease, with an incidence of approximately 90%. However, the systematic status of SuSA in colorectal tumor classification remains unknown. Although the concept of serrated lesions is becoming clearer, new disease concepts are being proposed. Further study will be required.

[1]Division of Molecular Diagnostic Pathology, Department of Pathology, School of Medicine, Iwate Medical University, Iwate, Japan.

内镜治疗器材的开发

山本 博德[1]

摘要 ● 人们希望在大肠中进行可靠性高的内镜治疗，为安全可靠地施行大肠 ESD 一直在进行努力。本文通过对在此过程中开发的内镜用局部注射材料 MucoUp®、前端细径透明遮光罩（ST hood）、大肠用双气囊内镜的介绍，阐释了在内镜治疗器材开发上的思路和需要注意的问题。开发器材所需的创意和发明来源于医疗现场的需求，作为在克服问题的过程中设法所得到的副产物而实现新器材的开发。为了使开发的器材作为医疗处置用工具得到普及和使用，不仅要求其有效性，还要求其安全性、经济性以及作为商业性的商品价值。

关键词 MucoUp® 前端细径透明遮光罩（ST hood）
双气囊内镜 口袋法 内镜黏膜下剥离术（ESD）

[1] 自治医科大学内科学講座消化器内科学部門 〒329-0498 下野市薬師寺 3311-1

前言

大肠癌通过早期发现就可能进行根治性高的治疗。另外，很多大肠癌的发生方式被认为是源于其癌前状态的腺瘤的癌变。因此，作为大肠癌对策，内镜切除作为对早期大肠癌和大肠腺瘤微创治疗的有用性很高。

另一方面，由于结肠镜有时内镜操作不稳定以及大肠壁比胃壁薄、穿孔风险高等原因，内镜黏膜下剥离术（endoscopic submucosal dissection，ESD）开发之初，有很多人对针对大肠肿瘤的 ESD 持否定意见。

笔者认为，通过器材的开发和在手技上下功夫来解决这些问题，就可以克服困难，相信即使对于大肠，可靠性高的治疗手技的实用性也很高，因此下了各种各样的功夫。本文将特别介绍被认为对大肠 ESD 的确立有用的内镜治疗器材的开发经验。

器材的开发源自需求

新器材的开发和发明源自需求。首先，当你想做某件事却做不到或遇到困难时，从解决该问题开始。在分析问题点后分成各个项目，在设法克服各个问题点的过程中产生新的想法和发明，并将其与器材的开发联系起来。

在这里首先存在大肠癌所致的死亡率高且有增加趋势这一问题，作为其对策是尽可能以患者负担小的形式实现大肠癌及作为其癌前病变的腺瘤的早期发现和早期治疗，从这一需求出发考虑器材的开发。

首先，笔者遇到的问题是：对于较大型的大肠肿瘤，在进行内镜分割切除时，发现有残留复发；由于切除的检体七零八落，无法准确评估肿瘤浸润深度和垂直切缘，根治性的判断

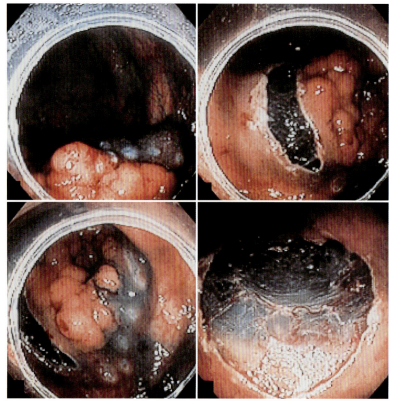

<table>
<tr><td>a</td><td>b</td></tr>
<tr><td>c</td><td>d</td></tr>
</table>

图1 对于40 mm大小的直肠横向进展肿瘤（laterally spreading tumor, LST），局部注射0.5%透明质酸钠溶液（Alts®的2倍稀释溶液）并进行周围黏膜切开后，通过圈套法成功进行整块切除时的内镜像（1998年6月12日施行）

a 局部注射0.5%透明质酸钠溶液时肿瘤口侧的黏膜膨隆。

b 用针状切开刀进行肿瘤周围黏膜的黏膜切开。为了能够稳定地切开黏膜，在内镜前端安装了手工制作的透明遮光罩。黏膜切开后，黏膜膨隆仍被维持着。

c 为了对肿瘤全周进行黏膜切开而使周围黏膜膨隆了之后。

d 全周黏膜切开配合圈套器绞窄，成功进行整块切除后的黏膜缺损。

（转载自"Yamamoto H, et al. A successful single-step endoscopic resection of a 40 millimeter flat-elevated tumor in therectum: endoscopic mucosal resection using sodium hyaluronate. Gastrointest Endosc 50:701–704, 1999，图3"）

变得模糊不清。

为了解决这个问题，本人想确立一种方法，通过这种方法即使是超过 2 cm 的大型腺瘤和早期癌也能确切地整块切除。一开始是考虑通过用针状切开刀（needle knife）切开肿瘤周围黏膜，在确实得到水平切缘后再施行圈套术（**图1**），但是后来马上认识到垂直切缘的重要性，进展到剥离过程也用针状切开刀进行的切开剥离法（后来被命名为 ESD）（**图2**）。

为了在大肠中安全可靠地施行 ESD，有几个需要克服的问题。下面边介绍在克服这些问题的过程中开发的内镜治疗器材边进行解说。

MucoUp®的开发

首先，为了用针状切开刀安全地切开黏膜，大肠壁又薄又软就是一个需要解决的问题。为此，考虑到需要一种黏膜下注入剂，通过使薄而软的大肠壁具有一定程度的硬度和厚度，使隆起能够长时间持续。局部注射生理盐水所引起的黏膜膨隆持续时间短，当进行黏膜切开时，

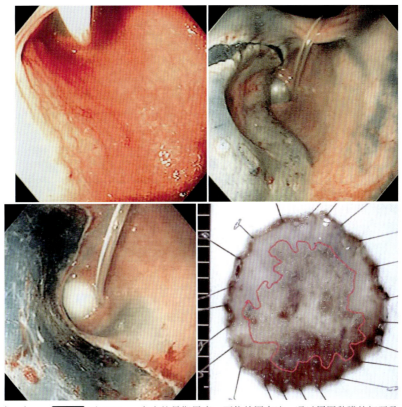

图2 对于60 mm大小的早期胃癌，不依赖圈套法，通过周围黏膜的切开及肿瘤下的黏膜下层的剥离而成功摘除的首例病例（1999年10月15日施行）

a | b
c | d

a 在胃前庭部前壁扩展的60 mm大小早期胃癌的内镜像。

b 在通过局部注射0.5%透明质酸钠溶液使黏膜膨隆的基础上，用针状切开刀进行周围黏膜切开时。

c 通过不依赖圈套器的切开剥离，成功进行摘除后的黏膜缺损。

d 被整块摘除的早期胃癌的病理标本。被粉色线包围的范围是早期癌病变。

（转载自 "Yamamoto H，et al. Successful en bloc resection of a large superficial gastric cancer by using sodiumhyaluronate and electrocautery incision forceps. Gastrointest Endosc 54: 629–632, 2001, 图1,3A,4"）

局部注射液从切开的创口流出，存在膨隆立即消失这一问题。因此，为了得到即使进行黏膜切开也不容易流出而长时间持续的黏膜膨隆，考虑将黏液作为注入剂使用。

虽然考虑了多种物质作为候选，但考虑到高渗溶液对组织有伤害性的问题，决定采用高分子的透明质酸钠作为等渗且黏性高的物质。这个时候不仅要考虑实用性，安全性也是重要的问题，所以认为从已经作为医疗用途使用的物质中选择是明智的，想到了挪用在整形外科和眼科临床使用的透明质酸钠制剂。笔者在从事社区医疗工作时，曾有过关节腔注射用的Alts®的使用经验，这对该想法很有帮助。Alts®即使注入关节腔和眼睛等敏感组织内，其安全性也得到了认可，因此不存在抗原性和毒性的问题。另外，还有一点重要的是，这种物质即使不小心注入血管内也不会立即被稀释而引起栓塞。作为克服这些问题的制材，我们着眼于关节腔内注入用的Alts®，将其稀释后用于内镜注入是该开发的开始。

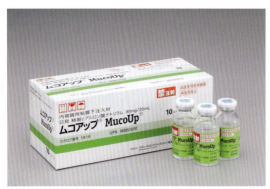
图3 商品化的内镜用透明质酸钠溶液制材MucoUp®
（图片来源：Boston·Scientific Japan株式会社）

我们在学会发表和在论文中报道了稀释Alts®后使用的透明质酸钠制剂作为内镜治疗器材的有效性，并成功与生化学工业公司共同开发了内镜用局注材料 MucoUp®。在开发过程中也有一些需要解决的问题。其中，首先为了作为商品开发，就需要能够预测盈利性。因此，考虑到获得能够保险偿付的特定医疗材料的许可是必要条件，说服企业通过多中心协作进行试验，获得了药事许可以及作为能够保险偿付的医疗材料的许可，成功地实现了商品化（**图3**）。

在 MucoUp® 能够临床使用后，还需要开发有利于其局部注射的局注针。为了减小注入阻力，考虑到需要使用较粗的针头，起初使用的是 21G 的局注针头，但后来注意到注入阻力大部分来自长管的内筒，而不是前端的针的部分。为此，提出开发内筒管的内径较大的高流量针，目前使用的 25G 高流量针由相关公司销售。

前端细径透明遮光罩（ST hood）的开发

内镜治疗不稳定的主要原因之一是：内镜治疗是单手操作，处于一种不拿组织只拿刀切的状态。因此，笔者考虑在用针状切开刀进行黏膜切开时使用前端透明遮光罩，以轻度地固定组织。最初是将静脉点滴用的液滴潴留部分加工成自制前端透明遮光罩使用，但为了伸入

黏膜下层进行更稳定的剥离，想出来开发前端细径透明遮光罩（small caliber tip transparent hood，ST hood），并且在学会发表和在论文中报道了其有效性（**图4**），从而促成了与企业的共同开发。现在，由富士胶卷公司生产出售 ST hood（**图5**）。

此后，考虑到用该 ST hood 伸入到黏膜下层，优先于黏膜切开进行肿瘤下的黏膜下层剥离的手法，并且此前作为口袋法（pocket-creation method，PCM）报道了其有效性。PCM 是对大肠 ESD 特别有用的方法，对于稳定剥离操作、克服纤维化和皱襞上病变等困难情况下的剥离特别有用（**图6**）。

大肠用双气囊内镜的开发

双气囊内镜原本是为了能够将内镜插入到深部小肠而作为小肠镜由笔者等开发的，因为当时设想出一种即使不一定要直线化，内镜操作也能确切地传到内镜前端的构造，因此考虑到其在结肠镜插入困难病例手术中的有用性。此后，笔者等开发出了 155 cm 长的短尺寸双气囊内镜，作为大肠用和术后肠腔内胆胰处置用的内镜（**图7**）。

在大肠 ESD 中，因病变部位的不同，有内镜操作极其不稳定而治疗困难的情况。在这种情况下，通过使用这种短尺寸双气囊内镜，就可以在病变的近旁放置外管气囊（overtube balloon）进行固定，从而实现稳定的内镜操作。**图8** 所示的是在结肠镜插入困难的病例手术中，对于横跨于升结肠的高皱襞上的横向扩展型肿瘤（laterally spreading tumor，non-granular type，LST-NG）采用短尺寸双气囊内镜、ST hood、MucoUp® 局部注射进行的 PCM 大肠 ESD 现场演示的情景（2019 年 6 月 2 日，第 97 届日本消化内镜学会大会的现场演示时间 /live session）。

通过使用双气囊内镜，不仅容易将内镜插入到升结肠，而且在病变近旁的内镜操作也比较稳定，可以毫无问题地施行 ESD。在施行

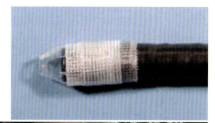

图4 前端细径透明遮光罩（ST hood）
a 在内镜前端安装了手工制作的ST hood后。
b 手工制作的ST hood的内镜像。
c 手工制作的ST hood打开的黏膜下层的内镜像。
（转载自 "Yamamoto H，et al. Successful en-bloc resection of large superficial tumors in the stomach and colon using sodium hyaluronate and small-caliber-tip transparent hood. Endoscopy 35:690 -694, 2003, 图2,3"）

	a	
b	c	

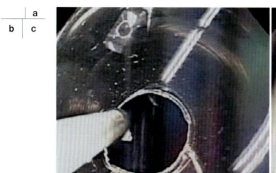
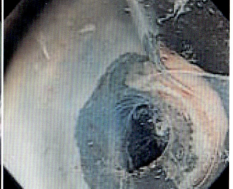

ESD 时，预先将外管气囊固定于肿瘤的前面，几乎不需要取放。因此，不需要助手持续握持外管，只要将外管放在手术床上就可以进行足够稳定的内镜操作。MucoUp® 局部注射所引起的黏膜下膨隆长时间持续，通过 ST hood 的并用也容易插入到黏膜下层。在 PCM 中，内镜前端在黏膜下层的口袋中比较稳定，可以沿着接近的方向经常向肌层和切线的方向调节。位于高皱襞上的病变也可以通过遮光罩的前端边压扁皱襞边无问题地进行剥离。

这样通过分析困难的原因，并在克服这些困难的器材和策略上下功夫，就可以实现安全可靠的内镜治疗。

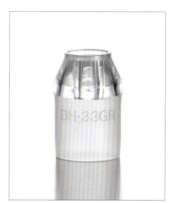

图5 ST hood（富士胶卷公司生产，DH-33GR）

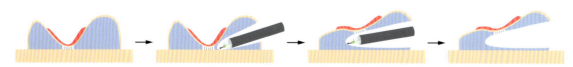

图6 通过口袋法进行黏膜下剥离的略图。在安装ST hood后，通过像在黏膜下形成口袋样插入黏膜下层，可获得稳定内镜操作和打开创口的效果，还可剥离纤维化的部分
［转载自 "林芳和，山本博德．安全なESDのコツと偶発症の対処—大腸ESD：ポケット法（PCM）による手技の工夫．臨消内科 32：443-449，2017"］

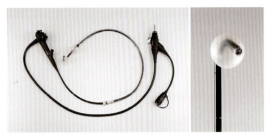

图7 短尺寸双气囊内镜（富士胶卷公司生产，EI-580BT）的外观

为了器材开发成功的秘诀

要想说器材开发成功，就需要将该器材作为商品上市并普及。为此，仅仅该器材有效是不够的，为了作为医疗器械普及，还要求安全性和商品价值。

只要能达到同样的目的，越简单越好，越节省费用越好。最好能考虑到，要想让复杂而昂贵的器材普及，仅这一点就使得难度变大。

为了使开发的器材作为商品普及和被使用，笔者认为，至少需要满足以下 3 个条件中的一个：①作为医疗的必要性很高，没有其他的替代方法；②从法律或者医疗安全的角度来看，有义务使用这种器材；③使用该器材比较轻松或是在经济上有利，自然会使用。

笔者认为，双气囊内镜之所以能够普及，或许是由于有需要将内镜插入到深部小肠的小肠疾病患者，必要性较高，符合没有其他替代方法的①的条件。而 MucoUp® 作为特定的医疗材料被许可保险偿付，医院方面的经济负担消失，符合使用起来比较轻松的条件③。此外，作为②的案例，医用口罩、护目镜和隔离衣等尽管使用起来很不方便，经济上也很不利，但从安全性的角度考虑，可以说是有义务使用的商品。

关于专利申请

在想到了新颖性高的器材的情况下，最好是先申请专利。专利证书是国家授予发明者在一定期间内（在日本从申请之日起，原则上为

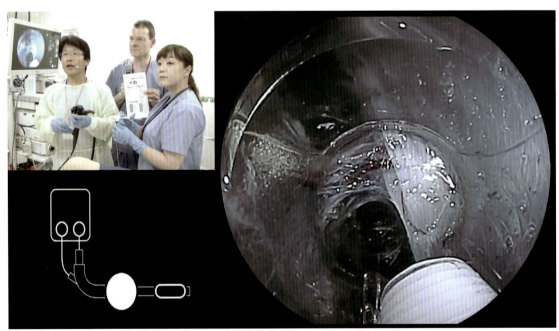

图8 在第97届日本消化内镜学会大会现场演示的情景。采用短尺寸双气囊内镜（富士胶卷公司生产，EI-580BT），在内镜前端安装ST hood，在局部注射MucoUp®的基础上，采用PCM施行了大肠ESD。进行血管两侧的黏膜下剥离，露出血管时。由于双气囊内镜的效果和PCM的效果而得以稳定地操作

20年）独占使用发明的权利（专利权）的文件，而在委托企业开发时，事先取得专利权是有利的。为什么这样说，因为企业为了将新的器材作为商品开发，必须投资开发费用。在商品化成功后，为了在收回开发费用的基础上获得更多利润，在一定时间内对该器材能够进行专卖更为有利。如果好不容易投入资金进行开发，竞争企业马上就销售了类似产品的话，那么就连开发费用都收不回来，开发的积极性就会受到打击。如果拥有专利权的话，就可以通过与开发该器材的特定企业签订包含其权利和使用许可的合同，授予其专卖权。

在认为有新颖性、先进性的发明可利用在产业上且不损害公序良俗的情况下，授予申请者专利权。这里需要注意的是，即使是具有新颖性的发明，如果在申请专利前公开发表了的话，也会失去新颖性，无法获得专利权。笔者也不太清楚这一点，在开发 MucoUp® 时吃了不少苦头。由于先前在学会上发表了透明质酸钠制材作为内镜用局部注射材料的实用性，在其后申请专利时，由于自己的发表而没有被认可其新颖性，根据专利厅的审查结果，没能获得专利权。这让人想起，在当初委托企业进行开发时，对方以"如果获得了专利权就能开发，没有专利权就不行"为由拒绝了。

医生在医疗业务中构思的发明大多数情况下被认为是职务发明，因此在进行发明的情况下，有必要事先与大学和医院的发明委员会等商量，决定如何处理。

结语

本文就更加安全可靠地进行结肠镜治疗器材的开发这一问题，以笔者的经验为基础介绍了这方面的想法。

器材的开发是从为了提供更好的医疗服务开始的，是解决问题的过程中产生的副产品。笔者认为，与从一开始就想开发什么相比，着眼于日常诊疗中的问题点，摸索解决这些问题的方法可能会与有用性高的器材开发联系起来。

期待今后开发出越来越多实用性强的器材，实现并普及安全可靠的结肠镜治疗。

参考文献

[1]Yamamoto H, Koiwai H, Yube T, et al. A successful single-step endoscopic resection of a 40 millimeter flat-elevated tumor in the rectum: endoscopic mucosal resection using sodium hyaluronate. Gastrointest Endosc 50: 701–704, 1999.

[2]Yamamoto H, Sekine Y, Higashizawa T, et al. Successful en bloc resection of a large superficial gastric cancer by using sodium hyaluronate and electrocautery incision forceps. Gastrointest Endosc 54: 629–632, 2001.

[3]Yamamoto H, Yube T, Isoda N, et al. A novel method of endoscopic mucosal resection using sodium hyaluronate. Gastrointest Endosc 50: 251–256, 1999.

[4]Yamamoto H, Yahagi N, Oyama T, et al. Usefulness and safety of 0.4% sodium hyaluronate solution as a submucosal fluid "cushion" in endoscopic resection for gastric neoplasms: a prospective multicenter trial. Gastrointest Endosc 67: 830–839, 2008.

[5]Yamamoto H, Kawata H, Sunada K, et al. Successful en-bloc resection of large superficial tumors in the stomach and colon using sodium hyaluronate and small-caliber-tip transparent hood. Endoscopy 35: 690–694, 2003.

[6]Hayashi Y, Sunada K, Takahashi H, et al. Pocket-creation method of endoscopic submucosal dissection to achieve en bloc resection of giant colorectal subpedunculated neoplastic lesions. Endoscopy 46（Suppl 1 UCTN）: E421–422, 2014.

[7]Hayashi Y, Miura Y, Yamamoto H. Pocket-creation method for the safe, reliable, and efficient endoscopic submucosal dissection of colorectal lateral spreading tumors. Dig Endosc 27: 534–535, 2015.

[8]Sakamoto H, Hayashi Y, Miura Y, et al. Pocket-creation method facilitates endoscopic submucosal dissection of colorectal laterally spreading tumors, non-granular type. Endosc Int Open 5: E123 129, 2017.

[9]Yamashina T, Nemoto D, Hayashi Y, et al. Prospective randomized trial comparing the pocket-creation method and conventional method of colorectal endoscopic submucosal dissection. Gastrointest Endosc 92: 368–379, 2020.

[10]林芳和，山本博德. 安全なESDのコツと偶発症の対処—大腸ESD: ポケット法（PCM）による手技の工夫. 臨消内科 32: 443–449, 2017.

[11]Yamamoto H, Sekine Y, Sato Y, et al. Total enteroscopy with a nonsurgical steerable double-balloon method. Gastrointest Endosc 53: 216–220, 2001.

Summary

Development of Endoscopic Treatment Devices

Hironori Yamamoto[1]

In order to perform endoscopic treatment with high certainty in the colon, I have devised several methods and devices to safely and reliably perform colorectal endoscopic submucosal dissection. As endoscopic treatment devices developed in the process, I introduced local injection material; MucoUp®, small-caliber-tip transparent hood; ST hood, and a short double-balloon endoscope for colonoscopy. Through their introduction, I explained the thinking process and precautions in the development of endoscopic treatment devices.

Ideas and inventions necessary for device development are born from needs, and new device development is realized as a by-product of ingenuity in the process of overcoming problems. In order for the developed device to be widely used as a medical treatment tool, not only its effectiveness but also its safety, economy and commercial value are required.

[1]Department of Medicine, Division of Gastroenterology, Jichi Medical University, Shimotsuke, Japan.

结肠镜治疗的最前沿
——内科和外科的合作（collaboration）

大德 畅哉[1]
齐藤 彰一[2]
福长 洋介[1]

摘要● 近年来，针对大肠病变，产生了利用内镜治疗和腹腔镜治疗各自优点的微创治疗。针对大肠肿瘤的腹腔镜和内镜联合手术（laparoscopy and endoscopy cooperative surgery, LECS）适用于内镜治疗困难的黏膜内病变或黏膜下肿瘤。在LECS中是通过内镜检查进行黏膜切开后，腹腔镜下在肿瘤边缘的3～4个点上挂上支撑线进行全层切开，摘除标本。肠腔在腹腔镜下采用线性缝合器（liner stapler）封闭。到目前为止，在本院进行了35例LECS，全部进行了治愈切除，短期效果良好。为了进一步普及，需要长期效果的随访和病例积累。

关键词　内镜黏膜下剥离术（ESD）　内镜全层切除术（EFTR）CELS　腹腔镜和内镜联合手术（LECS）　微创治疗

[1] がん研究会有明病院大腸外科　〒 135–8550 東京都江東区有明 3 丁目 8–31
　　E–mail : nobuya.daitoku@jfcr.or.jp
[2] 同　下部消化管内科

前言

在消化内科，对于息肉和局限于黏膜的早期大肠癌，在日本全国开展了通过下消化道内镜检查切除病变的内镜切除术。另外，在外科，微创手术腹腔镜下大肠切除术已成为治疗大肠癌的标准手术。两者根据病变的进展程度不同而适应证不同，各有优点和缺点。内镜治疗的优点首先是微创。还有一个优点，就是对淋巴结转移率低的胃肠道间质瘤（gastrointestinal stromal tumor, GIST）和早期大肠癌不需要进行系统性的淋巴结清扫，可以适度地切除病变。但是，对晚期癌没有适应证，很难确定适应证。另一方面，腹腔镜手术在可以减小手术创口这一点上，虽然比传统的开腹手术创口小，但也会出现难以设定正确的切除范围的病例。

在大肠癌，对黏膜内癌、黏膜下轻度浸润（小于 1000 μm）的病变进行内镜治疗。另外，对 GIST 和神经内分泌肿瘤（neuroendocrine tumor, NET）也可以选择内镜治疗，但内镜治疗后的残存和局部复发病变的存在等高度纤维化或包括憩室和阑尾在内的内镜切除难度较高，没有被积极地进行。在考虑了上述内镜和腹腔镜的各自优缺点的基础上，现在利用两者的特性，形成了两者合作的新型微创治疗。本文概述了主要在国外进行的 EFTR、CELS，以及在日本对大肠病变施行的 LECS。

内镜全层切除术（EFTR）

内镜全层切除术（endoscopic full–thickness resection，EFTR）原本为对胃黏膜下肿瘤（submucosal tumor, SMT）施行的局部切除法。

表1	LECS的适应证

- 内镜治疗和外科局部切除后的复发病变，伴有广泛的瘢痕，并提示有坚固纤维化的黏膜内癌以及中度至高度异型腺瘤
- 黏膜下肿瘤（平滑肌瘤、GIST、类癌等）
- 进展至憩室及阑尾内腔的黏膜内癌以及中度至高度异型腺瘤

GIST: gastrointestinal stromal tumor，胃肠道间质瘤。

按照内镜黏膜下剥离术（endoscopic submucosal dissection，ESD）的手技切开肌层，以免切入肿瘤。术中，用鳄口钳夹住牵拉肿瘤部位，在胃内边确认浆膜边切除全层。在牵拉肠壁缺损部使其直线化之后，在切除中或切除后用夹子闭合肌层。经口回收标本，如在内镜下难以闭合肌层的话，可在腹腔镜下缝合关闭肌层。

虽然有报道称EFTR对大肠病变也有用，但安全性和可靠性难以保证。由于很难选定能够期待超过腹腔镜下手术优点的适应证等理由，EFTR在普及上进展不大。

腹腔镜与内镜联合手术（CELS）

在美国，腹腔镜与内镜联合手术被称为CELS（combined endoscopic and laparoscopic surgery）。手术对象主要是大肠病变，包括从腹腔镜观察下的息肉切除术（polypectomy）到与腹腔镜和内镜联合手术（laparoscopy and endoscopy cooperative surgery，LECS）同样的方法。与日本相比，在成本效益（cost-effectiveness）优先的美国，引入CELS作为ESD等高难度、耗时较长的内镜治疗的替代方法，以缩短治疗时间，基于这样的想法，也有规定对象病变的趋势。

对于大肠病变的CELS主要被分为在腹腔镜辅助下进行内镜息肉切除的腹腔镜辅助内镜切除术（laparoscopy-assisted endoscopic resection，LAER）和在内镜观察下进行腹腔镜楔状切除的内镜辅助腹腔镜切除术（endoscope-assisted laparoscopic resection，EALR）。

腹腔镜和内镜联合手术（LECS）

LECS作为对于不伴有淋巴结转移或淋巴结转移可能性低的SMT的新术式，2008年由Hiki等报道，并于2014年被纳入保险范围。LECS目前对食管肿瘤和十二指肠肿瘤也可施行，并散见有泌尿科领域的报道。对于大肠肿瘤，虽然在包括本院在内的一部分医院中施行该术式，但在普及方面进展不大。

对于大肠肿瘤的LECS的适应证为内镜治疗困难的大肠腺瘤、黏膜内癌及SMT。结直肠LECS的最大优点在于可以在适度的最小限度的切除范围内任意进行局部的全层切除。

1. LECS的适应证

LECS的适应证包括：①内镜治疗困难的腺瘤和早期癌；②SMT。作为①，以在黏膜下伴有坚固的纤维化的病变，以及进展到阑尾内和憩室内等内镜切除困难的病变为对象（**表1**）。作为②的SMT，包括GIST、NET、平滑肌瘤等。另外，对于SMT有许多仅靠术前的影像诊断不能做出确定诊断，作为以确定诊断为目的的局部切除有时也是LECS的适应证。在直肠方面，也有报道称LECS对直肠上段的GIST有用，将其作为适应证。但是，由于在本院认为腹膜反折处以下的病变不适用LECS，因此直肠下段的SMT通常是作为腹腔镜手术或机器人辅助手术的适应证。

2. LECS的手技

LECS的手技因病变的位置和肿瘤的大小等有所不同，现介绍在本院施行的大肠LECS的标准手技。在全身麻醉下，以碎石位由3名大肠外科医生和2名内镜医生联合进行手术（**图1**）。腹腔镜的无菌套管穿刺器（一次性戳卡trocar）配置方法，原则上采用与腹腔镜下大肠手术相同的5孔法操作：采用开腹法在肚脐附近插入照相机用12 mm戳卡，以8～10 mmHg（1 mmHg=133.322Pa）压力建立气腹；其他戳卡位置根据病变的位置略有变化，在患者肚脐的上下左右分别插入1支线性缝合器（linear

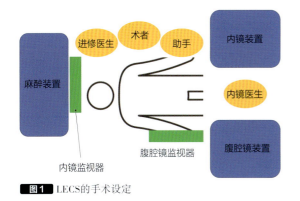

图1 LECS的手术设定

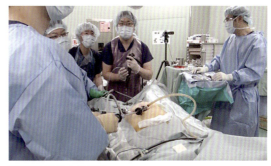

图2 手术中的情景

（转载自"Suzuki K，et al. Current status and prospects of endoscopic resection technique for colorectal tumors. J Anus Rectum Colon 5121 –128, 2021"）

stapler）插入用的 12 mm 戳卡和 3 支 5 mm 戳卡，共计 4 支戳卡（**图2**）。

在内镜下确认病变，为了确保必要的充分余量，使用针状手术刀和 Hook 刀等尖端设备进行全周性标记。在标记部分的浆膜面上存在肠系膜和大网膜的情况下，可通过腹腔镜操作先将其剥离，使肠壁露出。然后，用内镜用局部注射针向肿瘤周围的黏膜下层内注入局部注射液（浓甘油液等），利用尖端设备和第二代 IT 刀（IT2）对黏膜进行全周切开。此时，用腹腔镜从肠壁外边适当观察边确认病变部位与切开线的位置关系是否合适。接着，以肿瘤周围的黏膜切开线为导向（rail），使用 IT 刀或 Hook 刀进行浆膜肌层的切开。在进行该全层切开操作前，在腹腔镜下以肿瘤边缘 3 ~ 4 个点为目标挂上支撑线，通过将支撑线向腹侧吊起，将肿瘤拉到腹侧，防止肠内容液向肠管外漏出（Crown 法）。通过内镜操作进行全层切开约 3/4 周后，通过腹腔镜操作切除剩余的肠壁，通过内镜经肛门回收切除标本。

肠壁的闭合：为防止狭窄，在肠腔的短轴方向用线性缝合器进行外翻缝合闭合。在开放部分小的情况下，用线性缝合器 1 次即可闭合，大的情况下 2 ~ 3 次即可闭合。首先设定闭合的两端，在各个点上使用 4-0 PDS 线等在全层挂上支撑线。根据开放部分的大小，在中间也挂上支撑线，一边吊起支撑线，一边用线性缝

合器闭合肠壁。根据需要有时也追加浆膜肌层缝合。闭合后再次插入内镜，确认在缝合闭合部无狭窄和出血（**图3**）。

3. LECS的治疗效果

本院在 2011 年 12 月—2022 年 4 月进行了 35 例 LECS（男 23 例，女 12 例，平均年龄 63 岁）。在全部病例均进行整块切除，手术时间和出血量中位数（范围）分别为 149 min（64 ~ 255 min）和 5 mL（0 ~ 50 mL），无转为开腹的病例。1 例因回肠末端损伤而进行了回盲部切除。未发现术后并发症，术后在院天数中位数（范围）为 6 天（3 ~ 12 天）。术后病理诊断为：腺瘤 19 例、黏膜内癌 11 例、NET（G1）1 例、神经鞘瘤（Schwannoma）1 例、脂肪瘤（lipoma）1 例、错构瘤性息肉（hamartomatous polyp）1 例、低度异型阑尾黏液性肿瘤（low grade appendiceal mucinous neoplasm，LAMN）1 例。随访期间未发现肿瘤的残留、复发。

4. 病例展示

以下是在本院施行 LECS 的 2 个病例。

[病例 1] 50 多岁，男性。

发现进展到阑尾开口部的 0- Ⅱ a 型息肉。在通过下消化道内镜进行 8 年的随访观察后，发现有增大的趋势，因此施行了 LECS 局部切除。通过腹腔镜操作，先从盲肠开始进行升结肠的松动，然后通过 LECS 进行整块切除，有可能实现治愈切除。术后无并发症，于第 6 日

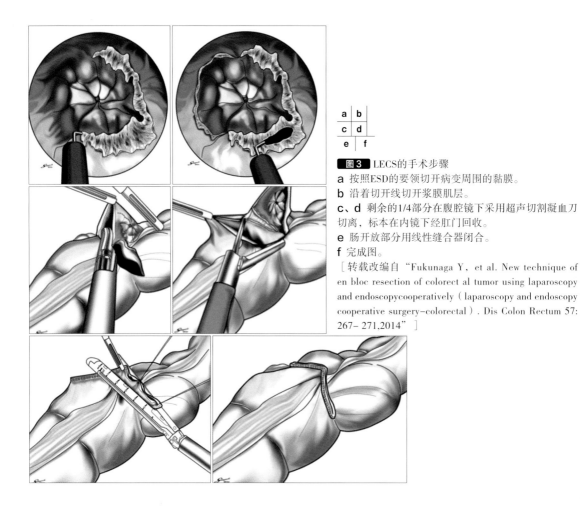

a	b
c	d
e	f

图3 LECS的手术步骤

a 按照ESD的要领切开病变周围的黏膜。
b 沿着切线切开浆膜肌层。
c、d 剩余的1/4部分在腹腔镜下采用超声切割凝血刀切离，标本在内镜下经肛门回收。
e 肠开放部分用线性缝合器闭合。
f 完成图。
[转载改编自 "Fukunaga Y, et al. New technique of en bloc resection of colorect al tumor using laparoscopy and endoscopycooperatively（laparoscopy and endoscopy cooperative surgery–colorectal）. Dis Colon Rectum 57: 267– 271,2014"]

出院，术后病理结果为腺瘤，切缘阴性。术后3年无复发后，结束了在本院的随访（**图4**）。

[**病例2**] 60多岁（后半），女性。

由于在横结肠ESD后的瘢痕上发现有复发病变，且瘢痕坚硬，考虑到很难进行常规的内镜治疗，因此采用LECS施行了局部切除。采用LECS进行整块切除，有可能实现适度的治愈切除。通过术后病理确认了切缘阴性。术后无并发症，于第6日出院，目前无复发随访中（**图5**）。

5. LECS的优点、存在的问题以及今后的展望

对于大肠肿瘤的LECS，可以充分利用内镜治疗的优点进行适度的切除。通过内镜可设定适当的切除线，能够确保适度的余量。另外，也有报道称，LECS与传统的腹腔镜下结肠切除相比，术中出血明显减少，可抑制术后的炎症反应，使住院时间缩短。作为存在的问题，有肠壁的血流障碍和狭窄等，如前所述，进行相对于肠轴直行的闭合。另外，也担心肠壁开放可能会导致肿瘤细胞的撒布和污染，但可通过施行用线吊起肿瘤周围的Crown法来防止。

LECS作为对于大肠肿瘤的微创手术有望进一步普及，在本院的目标是采用3 mm戳卡（细径内镜钳）而非5 mm戳卡，以进一步实现微创化。另外，随着机器人手术的普及，有尝试对胃GIST在机器人辅助下进行LECS的报道，也期待对大肠肿瘤在机器人辅助下进行LECS。

结语

针对下消化道病变，本文概述了消化内科

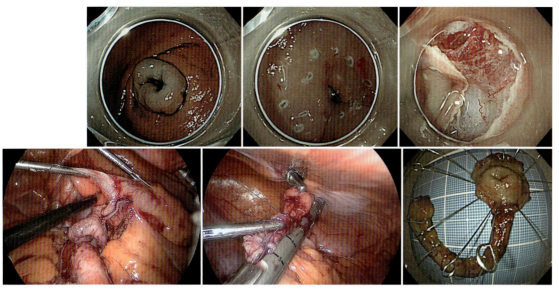

a	b	c
d	e	f

图4 ［病例1］术中图像

a 见有进展至阑尾开口部的0–Ⅱa型病变。

b 在内镜下进行标记。

c 通过内镜操作进行全层切开。

d 通过腹腔镜操作进行全层切离。

e 通过线性缝合器进行肠切口闭合。

f 切除的标本。

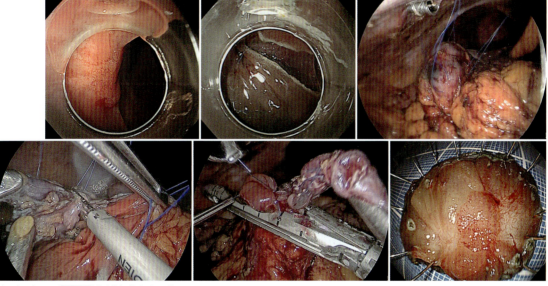

a	b	c
d	e	f

图5 ［病例2］术中图像

a 在横结肠ESD后的瘢痕上见有复发病变。

b 通过内镜操作进行全层切开。

c 采用Crown法向腹侧悬吊。

d 通过腹腔镜操作进行剩余的全层切离。

e 通过线性缝合器进行肠切口闭合。

f 切除的标本。为切缘阴性。

进行的内镜治疗和外科进行的手术二者协作进行的微创治疗。另外，为了使在本院进行的针对大肠肿瘤的 LECS 今后得以普及，进一步的病例积累、手技的定型化和长期效果的随访是很重要的。

参考文献

[1]大腸癌研究会（編）. 大腸癌治療ガイドライン2022年版. 金原出版, pp 12–18, 2022.

[2]Zwager LW, Bastiaansen BAJ, Bronzwaer MES, et al. Endoscopic full–thickness resection（eFTR）of colorectal lesions: results from the Dutch colorectal eFTR registry. Endoscopy 52: 1014–1023, 2020.

[3]Yan J, Trencheva K, Lee SW, et al. Treatment for right colon polyps not removable using standard colonoscopy: combined laparoscopic–colonoscopic approach. Dis Colon Rectum 54: 753–758, 2011.

[4]Nakajima K, Sharma SK, Lee SW, et al. Avoiding colorectal resection for polyps: is CELS the best method? Surg Endosc 30: 807–818, 2016.

[5]Hiki N, Yamamoto Y, Fukunaga T, et al. Laparoscopic and endoscopic cooperative surgery for gastrointestinal stromal tumor dissection. Surg Endosc 22: 1729–1735, 2008.

[6]Oka K, Inoue K, Iwai N, et al. Laparoscopy endoscopy cooperative surgery for inflammatory fibroid polyp in the esophagus. Intern Med 58: 2357–2362, 2019.

[7]Irino T, Nunobe S, Hiki N, et al. Laparoscopic–endoscopic cooperative surgery for duodenal tumors: a unique procedure that helps ensure the safety of endoscopic submucosal dissection. Endoscopy 47: 349–351, 2015.

[8]Nunobe S, Ri M, Yamazaki K, et al. Safety and feasibility of laparoscopic and endoscopic cooperative surgery for duodenal neoplasm: a retrospective multicenter study. Endoscopy 53: 1065–1068, 2021.

[9]Urabe F, Miki J, Kimura T, et al. Combination of en bloc transurethral resection with laparoscopic partial cystectomy for paraganglioma of the bladder. IJU Case Rep 2: 283–286, 2019.

[10]Fukunaga Y, Tamegai Y, Chino A, et al. New technique of en bloc resection of colorectal tumor using laparoscopy and endoscopy cooperatively（laparoscopy and endoscopy cooperative surgery–colorectal）. Dis Colon Rectum 57: 267–271, 2014.

[11]Tamegai Y, Fukunaga Y, Suzuki S, et al. Laparoscopic and endoscopic cooperative surgery（LECS）to overcome the limitations of endoscopic resection for colorectal tumors. Endosc Int Open 6: E1477–1485, 2018.

[12]Suzuki S, Fukunaga Y, Tamegai Y, et al. The short–term outcomes of laparoscopic–endoscopic cooperative surgery for colorectal tumors（LECS–CR）in cases involving endoscopically unresectable colorectal tumors. Surg Today 49: 1051–1057, 2019.

[13]Suzuki K, Saito S, Fukunaga Y. Current status and prospects of endoscopic resection technique for colorectal tumors. J Anus Rectum Colon 5: 121–128, 2021.

[14]Hiyoshi Y, Yamasaki A, Shono T, et al. Laparoscopic and endoscopic cooperative surgery for rectal GI stromal tumor. Dis Colon Rectum 63: 116, 2020.

[15]Hiki N, Nunobe S. Laparoscopic endoscopic cooperative surgery（LECS）for the gastrointestinal tract: Updated indications. Ann Gastroenterol Surg 3: 239–246, 2019.

[16]Hiyosh Y, Yamasaki A, Miyamoto H, et al. Needlescopic and endoscopic cooperative surgery for colonic tumors. Dis Colon Rectum 1: e52–53, 2021.

Summary

Treatment of Colorectal Tumors via Collaborations between Endoscopy and Laparoscopy

Nobuya Daitoku[1], Shoichi Saito[2], Yosuke Fukunaga[1]

Recently, minimally invasive treatments for colorectal tumors have been developed that take advantage of both endoscopic and laparoscopic treatment. LECS（laparoscopy and endoscopy cooperative surgery）for colorectal tumors is suitable for intramucosal lesions or submucosal tumors that are difficult to endoscopically excise. After endoscopic mucosal incision, a full–thickness incision is laparoscopically made lifting 3–4 points on the margin of the tumor ; the specimen is removed transanally. The intestinal wall is laparoscopically closed using a linear stapler. Thirty–five LECS procedures have been performed in our department. In all cases, curative resection was performed, and the short–term results were good. Long–term follow–up and the accumulation of cases are necessary for the further spread of LECS.

[1]Department of Gastroenterological Surgery, Cancer Institute Hospital of Japanese Foundation for Cancer Research, Tokyo.

[2]Department of Gastroenterology, Cancer Institute Hospital of Japanese Foundation for Cancer Research, Tokyo.

大肠外科治疗的最前沿

古来 贵宽 [1]

浜部 敦史 [2]

石井 雅之 [1]

冲田 宪司

奥谷 浩一

秋月 惠美

佐藤 雄 [3]

三代 雅明 [1]

三浦 亮

市原 桃子

竹政 伊知朗

摘要 ● 在大肠外科治疗方面，以腹腔镜手术为中心的微创手术（minimally invasive surgery，MIS）的概念正在普及，而在日本所拟定目标的 "Society 5.0" 中，认为数字外科（digital surgery）的时代即将到来，目前正处于其过渡期。通过利用机器人学（robotics）、增强影像技术（enhanced visualization）、信息通信技术（information and communication technology，ICT）的远程医疗和利用人工智能（AI）的大数据分析，将所有这些信息整合（connectivity）而实现的数字外科，将可能使原来的 "群医学（population medicine）" 改变为与个人的遗传因素、环境因素等相一致的医疗 "精准医疗（precision medicine）"。本文主要介绍了处于从腹腔镜手术向数字外科时代过渡期的机器人辅助大肠手术和利用吲哚菁绿（indocyanine green，ICG）造影技术的近红外光引导下手术，以远程医疗为中心，介绍大肠外科治疗的最前沿进展。

关键词 直肠癌 结肠癌 机器人辅助手术 吲哚菁绿（ICG）远程医疗

[1] 札幌医科大学消化器・总合，乳腺・内分泌外科学講座 〒060-8556 札幌市中央区南 1 条西 17 丁目 E-mail : koraitaka@sapmed.ac.jp
[2] 大阪大学大学院医学系研究科外科学講座消化器外科学
[3] 東邦大学医療センター佐倉病院外科

前言

大肠癌是世界上发病率第三多的恶性肿瘤，2020 年的患病人数约为 190 万人，在发达国家其发病率尤其高。大肠外科治疗始于开腹手术，近年来以腹腔镜手术为中心的微创手术（minimally invasive surgery，MIS）的概念正在得到普及，今后将得到进一步发展。日本政府提出的 "Society 5.0" 是通过利用信息通信技术（information and communication technology，ICT）和人工智能（artificial intelligence，AI）等革命性技术而实现的以人为中心的未来社会图景，在医疗领域的关键词是 "数字外科（digital surgery）"。笔者等认为，目前正处于从腹腔镜手术时代向数字外科时代的过渡期，而在数字外科的重要支柱中，机器人学（robotics）和增强影像技术（enhanced visualization）已经被应用于大肠外科治疗方面。

本文介绍了处于向数字外科时代过渡期的机器人辅助大肠手术和利用吲哚菁绿（indocyanine green，ICG）造影技术的近红外光引导下手术，总结以远程医疗为中心的大肠外科治疗的最前沿和今后值得期待的方向。

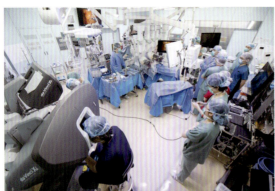
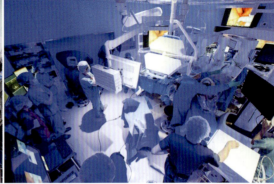
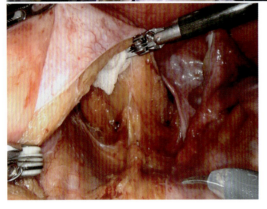

a	b
c	

图1 机器人辅助直肠手术
a 2019年机器人专用新手术室投入使用。主刀医生坐在控制台（surgeon console）前（左下方），治疗右上侧远离的患者。
b 通过用蓝光照亮机器人专用新手术室，有助于提高监视器的辨识性。
c 直肠松动的情况。

机器人辅助大肠手术

　　微创手术是一种与以往的开腹手术相比，对患者施加的侵袭较小的外科治疗，目前其中心是腹腔镜手术。作为克服直线性器械和照相机的不稳定性等腹腔镜手术固有局限性的产品，1999 年 da Vinci® Surgical System（Intuitive Surgical 公司生产）在美国上市，2009 年在日本获得药事批准。通过机器人辅助手术的特点——三维高分辨率图像、多关节功能、手抖修正功能、运动标度（motion scale）功能，可提供稳定的术野和精细的手术操作，在保留功能和肿瘤学方面具有很大的潜力。但是，到目前为止，还没有强有力的证据表明机器人辅助手术与腹腔镜手术相比在短期效果和长期效果方面有明显的优越性。下面介绍现阶段的机器人辅助大肠手术的证据现状。

1. 机器人辅助直肠手术（图1）

　　根据日本的国家临床数据库（National Clinical Database，NCD），包括机器人辅助低位前切除术在内的微创手术的比例从 2011 年的 29.5% 上升到 2019 年的 70.3%。其中，机器人辅助直肠切除术 / 切断术在 2018 年度的诊疗报酬修订中被纳入保险，与纳入保险前相比，2021 年日本的机器人辅助直肠手术数量急速扩大到 20 倍。

　　根据日本的一项采用 NCD 的回顾性研究，与腹腔镜下低位前切除术相比，机器人辅助低位前切除术的短期效果为：开腹转换率显著降低（2.0% vs 0.7%），手术时间长（283 min vs 352 min），术中出血量少（20 mL vs 15 mL），院内死亡率低（0.5% vs 0.1%），术后在院时间短（14 天 vs 13 天）。尽管该报道的对象病例是 2017—2018 年引入机器人辅助手术初期的病例，但由于上述的效果而很值得期待，希望今后通过积累病例进一步提高效果。另外，还有报道指出，通过机器人辅助手术，术后的排尿障碍、性功能障碍显著减少，推测

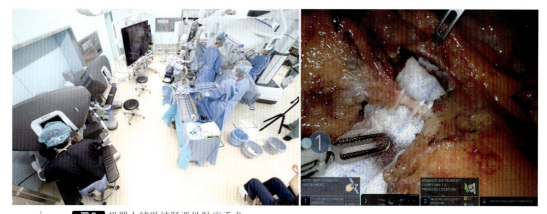

图2 机器人辅助结肠恶性肿瘤手术

a 手术时的情形。主刀医生坐在控制台前（左下方），治疗右上侧远离的患者。

b 淋巴结清扫的情形。确定回结肠动静脉。

细致地进行植物神经周围的剥离操作与术后排尿功能、性功能的保留有关。

另外，国际多中心随机临床试验——直肠癌的机器人辅助与腹腔镜切除术的比较（robotic vs laparoscopic resection for rectal cancer，ROLARR）试验的主要评估项目开腹转换率在腹腔镜手术组为 12.2%，在机器人辅助手术组为 8.1%，在机器人辅助手术组较低，但在两组之间未见统计学上的显著性差异，这未能体现机器人辅助手术的优越性。指出其主要原因有：假定开腹转换率在腹腔镜手术组高达 25%，以此设定的样本量；在机器人辅助手术组中包含了缺乏执刀经验的术者等。另一方面，在亚组分析中，男性的开腹转换率明显较低，为提示机器人辅助手术有用性的结果。另外，虽然对于腹腔镜手术的机器人辅助直肠手术用在肿瘤学上还没有强有力的证据，但有文献报道，在回顾性研究中，与腹腔镜手术组相比，机器人辅助手术组的 5 年总生存率（78.0% vs 90.5%）和 5 年癌症特异性生存率（79.5% vs 90.5%）更好。

在验证对晚期直肠癌的机器人辅助直肠切除术的肿瘤学意义的前瞻性研究有限的情况下，目前正在日本进行"关于对晚期直肠癌的机器人辅助直肠切除术的肿瘤学上合理性的多中心协作前瞻性登记（registry）研究〔VITRUVIANO trial（UMIN：000039685）〕"，打算由日本报道该术式的证据。该研究的主要评估项目是病理学上的环周切缘（circumferential resection margin，CRM），是验证机器人的特点是否在设定肿瘤周围的适当的剥离线上有用这一设想。考虑到在 ROLARR 试验中提示术者经验值可能会影响到手术质量控制，在 VITRUVIANO trial 中将术者标准设定得较高。也就是说，由于此前报道的机器人辅助直肠手术的学习阶段（learning phase）为 25～30 例，所以在 VITRUVIANO trial 中将术者标准规定为执刀经验数 40 例以上。VITRUVIANO trial 的病例积累已经完成，报道分析结果的日子也不远了。

2. 机器人辅助结肠恶性肿瘤手术（图2）

根据日本的 NCD，右半结肠切除术的腹腔镜手术的比例从 2011 年的 27.1% 上升到 2019 年的 52.5%，结肠癌微创手术的实施率也呈上升趋势。在 NCD 数据中值得注意的是，虽然在（高难度手术/低位前切除术组）的术后并发症发生率比右半结肠切除术组高，但术后 30 天死亡率在右半结肠切除术组为 1.4%，是低位前切除术组（0.3%）的 4 倍以上。在右半结肠切除术中施行肠系膜上动脉和肠系膜上静脉周围的淋巴结清扫以及手术操作波及胰腺周围，这

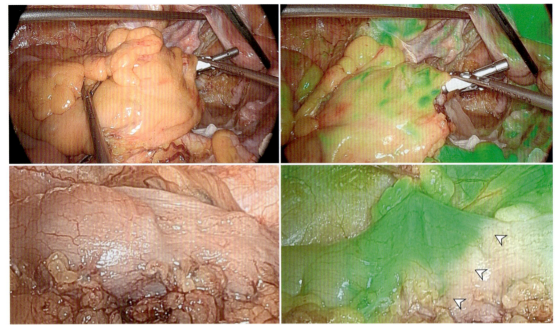

a	b
c	d

图3 通过ICG荧光法进行吻合口肠管的血流评估

a 预定吻合的口侧结肠。肉眼看起来色调良好。

b 通过ICG荧光法未见分界线（demarcation），可以判断为血流良好。

c 预定吻合的口侧结肠。肉眼看起来色调良好。

d 通过ICG荧光法见有分界线（白色箭头），未被荧光标记的肠管（血流不良区域）需要追加切除。

是与低位前切除术最大的不同，因此与传统的腹腔镜手术不同，能够进行细致的手术操作的机器人手术的有用性值得期待。在国外，与机器人辅助直肠癌手术一样，机器人辅助结肠恶性肿瘤手术也呈增加趋势，散见有关于机器人辅助手术短期效果的报道。在关于机器人辅助右半结肠切除术的报道中，有与腹腔镜手术组相比机器人辅助手术组的手术时间明显较长的报道，但在另一方面，出血量、缝合不全、术后梗阻发生率、输血施行率等观察指标在机器人辅助手术组明显较低，而两组之间的术后在院天数无显著性差异。

关于机器人辅助结肠恶性肿瘤手术的长期效果，目前还没有大规模数据，但据报道，在比较机器人辅助右半结肠切除术和腹腔镜手术的回顾性研究中，5年生存率和5年无病生存率在两组之间没有显著性差异。在日本从2019年6月起开始进行关于对可切除直肠癌的机器人辅助结肠切除术的安全性的多中心协作前瞻性临床试验。在这样的情况下，由于日本也决定从2022年4月起将机器人辅助结肠恶性肿瘤手术纳入保险范围，预计今后的病例数将会增加。

利用ICG的荧光引导下手术

近年来，通过腹腔镜照相机的近红外光观察模式（near-infrared spectroscopy，NIR）可以实时观察ICG的动态。长期以来被用于肝储备功能评估的ICG，已被应用于吻合口肠管的血流评估、肿瘤的位置标记、淋巴流评估。下面介绍从以往的"反应（reaction）"变为可以"预测（prediction）"的ICG荧光引导下手术的实际情况。

1. 利用ICG荧光法进行吻合口肠管的血流评估（图3）

在大肠癌手术，缝合不全是最严重的并发

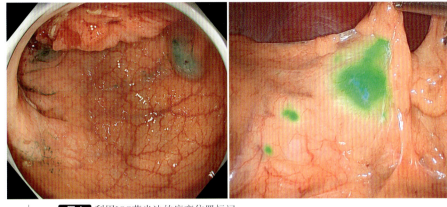

图4 利用ICG荧光法的病变位置标记

a 术前用内镜将ICG局部注射到病变附近的黏膜下。

b 术中，通过切换到NIR，可以清晰地辨识病变的位置。

症之一。缝合不全，不仅会延长术后住院时间、增加医疗费用，而且还会增加围手术期死亡率和局部复发率等，影响到预后。在大肠癌手术发生缝合不全的主要原因中，吻合口肠管的血流尤为重要。以往，作为肠管血流评估，一直是通过视诊和触诊来确认肠管的色调和蠕动、边缘血管等，但问题是这是主观的评估，依赖于各个外科医生的判断。

为了解决这一问题，研究了客观的评估方法，但由于重现性低、烦琐、成本高等障碍而未能得到普及，在对新的血流评估方法的期待中，利用ICG的术中实时NIR有望克服传统血流评估的难题。在Jafari等报道的多中心协作前瞻性研究——PILLAR-Ⅱ试验中，对腹腔镜下左侧结肠切除术和直肠前切除术采用ICG荧光法进行了吻合口肠管的血流评估，结果缝合不全发生率为1.4%。在该试验中，虽然存在排除距肛缘5 cm以下的直肠癌、含有良性疾病等局限性，但显示通过ICG荧光法进行血流评估有可能有助于减少缝合不全的发生。在本科室的研究中，以腹腔镜下直肠癌手术220例为对象，利用倾向得分匹配（propensity score matching）筛选出的174例进行分析，不使用ICG荧光法组的缝合不全发生率为11.5%，而使用该法组的缝合不全发生率为3.4%，显著性

降低。通过ICG荧光法判断为血流不良，将肠管追加切除至被荧光标记位置的病例占5.2%，在这些病例没有发生缝合不全。在Jafari等报道的以低位前切除术为对象的多中心协作随机对照试验（randomized controlled trial，RCT）——PILLAR-Ⅲ试验中，中间分析发现，使用ICG荧光法组的缝合不全发生率为9.0%，未使用组为9.6%，未能显示出有效性而提前中止了试验。该试验的局限性是样本量小、肠管血流评估的条件未被统一、无有关肠管切除线变更的数据。因此，在日本作为克服了上述问题的试验设计——采用ICG荧光法进行吻合口肠管血流评估的RCT，本科室作为研究代表机构进行了"关于为预防腹腔镜下直肠癌手术后缝合不全而利用近红外光观察进行肠管血流评估的有效性的随机对照试验"（EssentiAL study，UMIN：000030240）。病例积累已经结束，现在正在进行数据分析。此外，包括在欧洲进行的INTACT试验（ISCRN：13334746）在内，根据这些RCT的结果，有望得到关于ICG法血流评估的明确的证据。

2. 利用ICG的病变位置标记（图4）

以往肿瘤的位置标记采用刺青法，但在墨汁漏出到浆膜外的情况下，除了位置变得不明确外，还可能产生局限性腹膜炎、脓肿形成、

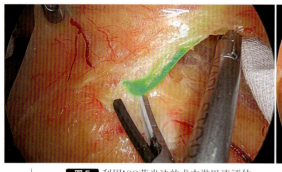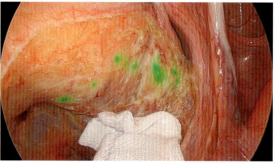

a | b　　**图5** 利用ICG荧光法的术中淋巴流评估
　　a 边确认淋巴流边设定剥离层。
　　b 识别被荧光标记的淋巴结，防止误认剥离层。
　　（转载自"石井雅之，他. 蛍光ガイド下大腸癌手術は本当に有用か. 臨外 77：152－160, 2022"）

粘连、炎症性假肿瘤等。当墨汁扩展越过直肠固有肌膜和肠系膜时，适当的剥离层的辨识就会变得困难等，妨碍术中操作。另外，在墨汁局部注射到肠系膜侧或墨汁量不足的情况下，肿瘤的位置也可能不明确。因此，在本科室作为替代刺青法的新型病变位置标记法，报道了利用 ICG 荧光法的病变位置标记的安全性和实用性。本研究证明，利用 ICG 荧光法的病变位置标记在白光观察中无法辨识，在 NIR 下才能辨识，在术前 6 天内注射 ICG 时 100% 可以辨识。因此，本方法可以在不影响术野的情况下确认肿瘤的位置。另外，ICG 的局部注射不会引起肠外炎症也是利用 ICG 荧光法进行肿瘤位置标记的优点。

3. 利用ICG的术中淋巴流评估（图5）

　　在利用 ICG 荧光法进行病变位置标记时，术中可以通过 NIR 实时辨识淋巴流和淋巴结。在大肠癌手术中，利用 ICG 荧光法进行淋巴流观察可能对确定有淋巴结转移可能性的肠系膜切除的范围和更可靠地确定剥离层有用。另外，考虑到在血管走行存在变异的情况下，淋巴流也很复杂，确定淋巴结清扫范围并不容易，而通过 ICG 荧光法使淋巴流可视化，可以作为设定淋巴结清扫范围的参考信息。但是，在把 ICG 荧光法应用于淋巴结清扫时，有必要对至今不明的通过 ICG 发出荧光的淋巴结和淋巴流的临床病理学意义进行研究。因此，就 ICG 荧光引导下手术在大肠癌手术中的实用性，笔者等从体内（*in vivo*）和半体内（*ex vivo*）两方面对淋巴结转移与 ICG 荧光的相关性进行了研究。首先，在荧光阴性淋巴结中，转移淋巴结的比例比荧光阳性淋巴结还要高；在癌细胞占全部细胞 90% 以上的转移淋巴结中，没有观察到 ICG 荧光，证明了转移淋巴结的癌占居部没有摄取 ICG。根据本研究，ICG 荧光是将开放存在的淋巴流可视化，由于认为不发出 ICG 荧光的癌细胞所占据的转移淋巴结包含在发出荧光的肠系膜中，得出了通过对包括荧光化淋巴结在内的区域进行切除，有可能得以充分的清扫。作为 ICG 荧光法的局限性是，由于 ICG 荧光法中的荧光强度根据与对象物之间的距离不同而不同，因此是相对的评估。另外需要注意的是，由于注射的 ICG 会随着时间的推移而消失，所以在从局部注射到手术的等待时间变长的情况下，有可能通过 ICG 荧光法无法辨识目标物。

大肠手术和远程医疗

　　近年来，在外科医疗方面，无论国内外都指出了各种各样的问题。首先，在日本有外科医生长期不足，而且在地方上单位人口的外科医生数量比城市少，存在地域分布不均的问题。

大肠癌的治疗效果方面存在着国内差距和国际差距，特别是在医疗服务不完善的医疗落后国家，癌患者生存率很低是事实。此外，世界范围内女性外科医生在增加，也包括男性外科医生在内，需要重新考虑外科医生的工作与生活的平衡。因此，为了实现高效的、无差异的外科医疗，需要应对这些国际性的动向和问题。

另一方面，为了实现可持续发展和创造更美好的世界，联合国设定的国际目标——可持续发展目标（Sustainable Development Goals，SDGs）由克服贫困和饥饿、保护地球环境、消除歧视等17个目标构成。其中的6个目标（目标3：为所有人提供健康和福祉；目标4：为所有人提供高质量的教育；目标5：实现性别平等；目标8：实现就业和经济增长；目标10：消除人与人之间和国家之间的不平等；目标17：通过伙伴关系达成目标）大概是今后外科医疗发展上的共同必要事项。笔者认为"远程医疗"是解决最近外科医疗的问题和实现上述6个目标的关键词。在今后日本所追求的"Society 5.0"中的数字外科时代，除了上述的机器人学和增强影像技术之外，通过利用ICT的远程医疗、利用AI的大数据分析以及所有这些信息的整合（connectivity），有可能从过去的"群医学（population medicine）"过渡到与个人的遗传因素、环境因素相一致的医疗"精准医疗（precision medicine）"。

结语

本文以机器人辅助大肠手术、利用ICG的荧光引导下手术和远程医疗为中心，概述了大肠外科治疗的最前沿问题。今后，大肠外科治疗将从腹腔镜手术向数字外科的时代进行范式转移（paradigm shift）。

参考文献

[1]Sung H, Ferlay J, Siegel RL, et al. Global Cancer Statistics 2020: GLOBOCAN estimates of incidence and mortality worldwide for 36 cancers in 185 countries. CA Cancer J Clin 71: 209–249, 2021.

[2]Cadière GB, Himpens J, Germay O, et al. Feasibility of robotic laparoscopic surgery: 146 cases. World J Surg 25: 1467–1477, 2001.

[3]Marubashi S, Takahashi A, Kakeji Y, et al. Surgical outcomes in gastroenterological surgery in Japan: Report of the National Clinical Database 2011–2019. Ann Gastroenterol Surg 5: 639–658, 2021.

[4]Shiroshita H, Inomata M, Akira S, et al. Current status of endoscopic surgery in Japan: The 15th National Survey of Endoscopic Surgery by the Japan Society for Endoscopic Surgery. Asian J Endosc Surg 15: 415–426, 2022.

[5]Matsuyama T, Endo H, Yamamoto H, et al. Outcomes of robot-assisted versus conventional laparoscopic low anterior resection in patients with rectal cancer: propensity-matched analysis of the National Clinical Database in Japan. BJS Open 5: zrab083, 2021.

[6]Fleming CA, Cullinane C, Lynch N, et al. Urogenital function following robotic and laparoscopic rectal cancer surgery: meta-analysis. Br J Surg 108: 128–137, 2021.

[7]Kim MJ, Park SC, Park JW, et al. Robot-assisted versus laparoscopic surgery for rectal cancer: A phase II open label prospective randomized controlled trial. Ann Surg 267: 243–251, 2018.

[8]Jayne D, Pigazzi A, Marshall H, et al. Effect of robotic-assisted vs conventional laparoscopic surgery on risk of conversion to open laparotomy among patients undergoing resection for rectal cancer: The ROLARR randomized clinical trial. JAMA 318: 1569–1580, 2017.

[9]Kim J, Baek SJ, Kang DW, et al. Robotic resection is a good prognostic factor in rectal cancer compared with laparoscopic resection: Long-term survival analysis using propensity score matching. Dis Colon Rectum 60: 266–273, 2017.

[10]Yamaguchi T, Kinugasa Y, Shiomi A, et al. Short- and long-term outcomes of robotic-assisted laparoscopic surgery for rectal cancer: results of a single high-volume center in Japan. Int J Colorectal Dis 33: 1755–1762, 2018.

[11]UMIN. 進行直腸癌に対するロボット支援下直腸切除術の腫瘍学的妥当性に関する多施設共同，前向きregistry研究. 2020 https://www.mhlw.go.jp/toukei/saikin/hw/ishi/20/index.html（2022年7月13日閲覧）.

[12]Yamaguchi T, Kinugasa Y, Shiomi A, et al. Learning curve for robotic-assisted surgery for rectal cancer: use of the cumulative sum method. Surg Endosc 29: 1679–1685, 2015.

[13]Jiménez-Rodríguez RM, Rubio-Dorado-Manzanares M, Díaz-Pavón JM, et al. Learning curve in robotic rectal cancer surgery: current state of affairs. Int J Colorectal Dis 31: 1807–1815, 2016.

[14]Rawlings AL, Woodland JH, Vegunta RK, et al. Robotic versus laparoscopic colectomy. Surg Endosc 21: 1701–1708, 2007.

[15]Deutsch GB, Sathyanarayana SA, Gunabushanam V, et al. Robotic vs. laparoscopic colorectal surgery: an institutional experience. Surg Endosc 26: 956–963, 2012.

[16]Gasillas Jr MA, Leichtle SW, Wahl WL, et al. Improved perioperative and short-term outcomes of robotic versus conventional laparoscopic colorectal operations. Am J Surg 208: 33–40, 2014.

[17]Ngu JCY, Ng YYR. Robotics confers an advantage in right hemicolectomy with intracorporeal anastomosis when matched against conventional laparoscopy. J Robot Surg 12: 647–653, 2018.

[18]Park JS, Kang H, Park SY, et al. Long-term oncologic after robotic versus laparoscopic right colectomy: a prospective

randomized study. Surg Endosc 33: 2975–2981, 2019.

[19]Cuk P, Kjær MD, Mogensen CB, et al. Short-term outcomes in robot-assisted compared to laparoscopic colon cancer resections: a systematic review and meta-analysis. Surg Endosc 36: 32–46, 2022.

[20]JRCT. 切除可能結腸癌に対するロボット支援下結腸切除術の安全性に関する検討—多施設共同，前向き，ヒストリカルコントロール，feasibility研究. https://jrct.niph.go.jp/latest-detail/jRCT1032190036（2022年7月13日閲覧）.

[21]Krarup PM, Nordholm-Carstensen A, Jorgensen LN, et al. Anastomotic leak increases distant recurrence and long-term mortality after curative resection for colonic cancer: a nationwide cohort study. Ann Surg 259: 930–938, 2014.

[22]Watanabe J, Ishibe A, Suwa Y, et al. Indocyanine green fluorescence imaging to reduce the risk of anastomotic leakage in laparoscopic low anterior resection for rectal cancer: a propensity score-matched cohort study. Surg Endosc 34: 202–208, 2020.

[23]Yanagita T, Hara M, Osaga S, et al. Efficacy of intraoperative ICG fluorescence imaging evaluation for preventing anastomotic leakage after left-sided colon or rectal cancer surgery: a propensity score-matched analysis. Surg Endosc 35: 2373–2385, 2021.

[24]Karliczek A, Harlaar NJ, Zeebregts CJ, et al. Surgeons lack predictive accuracy for anastomotic leakage in gastrointestinal surgery. Int J Colorectal Dis 24: 569–576, 2009.

[25]Jafari MD, Wexner SD, Martz JE, et al. Perfusion assessment in laparoscopic left-sided/anterior resection（PILLAR II）: a multi-institutional study. J Am Coll Surg 220: 82–92, 2015.

[26]Ishii M, Hamabe A, Okita K, et al. Efficacy of indocyanine green fluorescence angiography in preventing anastomotic leakage after laparoscopic colorectal cancer surgery. Int J Colorectal Dis 35: 269–275, 2020.

[27]Jafari MD, Pigazzi A, McLemore EC, et al. Perfusion assessment in left-sided/low anterior resection（PILLAR III）: A randomized, controlled, parallel, multicenter study assessing perfusion outcomes with PINPOINT near-infrared fluorescence imaging in low anterior resection. Dis Colon Rectum 64: 995–1002, 2021.

[28]UMIN. 腹腔鏡下直腸癌手術後の縫合不全予防に対する近赤外光観察を用いた腸管血流評価の有効性に関するランダム化比較試験．https://center6.umin.ac.jp/cgi-open-bin/ctr/ctr.cgi?function=brows&action=brows&recptno=R000034540&type=summary&language=J（2022年7月13日閲覧）.

[29]ISCRN registry. IntAct- IFA to prevent anastomotic leak in rectal cancer surgery. https://www.isrctn.com/ISRCTN13334746?q=13334746&filters=&sort=&offset=1&totalResults=1&page=1&pageSize=10（2022年7月13日閲覧）.

[30]Satoyoshi T, Okita K, Ishii M, et al. Timing of indocyanine green injection prior to laparoscopic colorectal surgery for tumor localization: a prospective case series. Surg Endosc 35: 763–769, 2021.

[31]石井雅之，佐藤雄，竹政伊知朗．蛍光ガイド下大腸癌手術は本当に有用か．臨外77: 152–160, 2022.

[32]Sato Y, Satoyoshi T, Okita K, et al. Snapshots of lymphatic pathways in colorectal cancer surgery using near-infrared fluorescence, in vivo and ex vivo. Eur J Surg Oncol 47: 3130–3136, 2021.

[33]厚生労働省．令和2年（2020年）医師・歯科医師・薬剤師統計の概況．https://www.mhlw.go.jp/toukei/saikin/hw/ishi/20/index.html（2022年7月13日閲覧）.

[34]Allemani C, Matsuda T, Di Carlo V, et al. Global surveillance of trends in cancer survival 2000-14（CONCORD-3）: analysis of individual records for 37 513 025 patients diagnosed with one of 18 cancers from 322 population-based registries in 71 countries. Lancet 391: 1023–1075, 2018.

[35]Ward ZJ, Scott AM, Hricak H, et al. Estimating the impact of treatment and imaging modalities on 5-year net survival of 11 cancers in 200 countries: a simulation-based analysis. Lancet Oncol 21: 1077–1088, 2020.

[36]Hakamada K, Mori M. The changing surgical scene: From the days of Billroth to the upcoming future of artificial intelligence and telerobotic surgery. Ann Gastroenterol Surg 29: 268–269, 2021.

[37]OECD. health Statistics 2022. https://www.oecd.org/health/health-data.html（2022年7月13日閲覧）.

[38]United Nations. The 17 Goals. https://sdgs.un.org/goals（2022年7月13日閲覧）.

Summary

Frontiers of Colorectal Surgery

Takahiro Korai[1], Atsushi Hamabe[2],
Masayuki Ishii[1], Kenji Okita,
Koichi Okuya, Emi Akizuki,
Yu Sato[3], Masaaki Miyo[1],
Ryo Miura, Momoko Ichihara,
Ichiro Takemasa

The concept of minimally invasive surgery centered on laparoscopy has become widespread in colorectal surgery, and we are currently in the transition phase of the digital surgery era, which is expected in Japan following the Society 5.0 initiative. Digital surgery, which will be realized through robotics, enhanced visualization, information and communication technology, big data analysis using artificial intelligence, and the connectivity of these methods, will enable "precision medicine," a medical treatment tailored to individual genetic and environmental factors, rather than the conventional "population medicine." This study describes the frontiers of colorectal surgery, focusing on robot-assisted colorectal surgery, indocyanine green fluorescence-guided surgery, and telemedicine in the transition from laparoscopy to the digital surgery era.

[1]Department of Surgery, Surgical Oncology and Science, Sapporo Medical University School of Medicine, Sapporo, Japan.

[2]Department of Gastroenterological Surgery, Graduate School of Medicine, Osaka University, Osaka, Japan.

[3]Department of Surgery, Toho University Sakura Medical Center, Sakura, Japan.

编辑后记

田中 信治　广岛大学大学院医系科学研究科内镜医学

随着医学的进步、超高龄社会的到来以及饮食生活的欧美化，疾病结构正在发生变化，而大肠癌和炎症性肠病在持续增加，21世纪也被称为"大肠"的时代。近年来，在诊疗机器开发上取得了惊人的进步，学术界就图像增强内镜、放大内镜、超放大内镜、胶囊内镜、CT结肠成像（CT colonography）、人工智能（AI）等也展开了热烈的讨论。

关于早期大肠癌的治疗，由于病理机制分析的进步，根治适应证标准正在不断扩大，术前诊断学的诊断目标也在发生变化。与此同时，灌肠X线造影检查和超声内镜（EUS）检查的新意义也备受关注。另外，在病理诊断中也出现了意识到治疗选择的诊断法。基于这样的背景，在本书中，就关于大肠肿瘤的诊断和治疗方面的话题，按不同的方法，也包括外科和病理学的角度，请在临床第一线活动的医生执笔，以总结目前大肠肿瘤诊疗最前沿的状况为目的，策划了本书。

首先，山野医生在序中以大肠癌的流行病学为中心概述了今后的动向，接着请各执笔者就各种诊疗方法的最前沿和对未来的展望进行了阐述。

川崎等医生介绍，灌肠X线造影检查的绝对适应证是在内镜检查中无法进行浸润深度诊断的病例和内镜插入困难的病例；作为未来的展望，在分析病理表现方面也可以期待利用AI的计算机诊断辅助系统。虽然也有消化系统专科医生的眼光过于倾向于内镜诊断和治疗的感觉，但在炎症性肠病领域，灌肠X线造影检查的重要性毋庸置疑，确保能够应对肿瘤性病变的X线检查医生的数量也是重要的课题。

吉田、佐野、丰嶋等医生介绍了目前在临床第一线已经常规化的放大观察、超放大观察、图像增强观察的现状和对未来的展望。我们期待着渡边等正在研究的包括图像增强观察在内的UC相关肿瘤诊断标准的建立和普及能够早日实现实用化。

上垣内等医生就EUS的新发展进行了介绍。随着内镜治疗的进步和适应证范围的扩展，术前浸润深度诊断的目标也在发生变化，不再是单纯以癌的浸润深度的诊断为目标，而是尝试诊断癌的浸润部与肌层之间的关系，即无肿瘤距离（tumor-free distance，TFD），这非常令人感兴趣，提示今后在早期大肠癌的内镜诊断上EUS有可能受到重视。

大宫等医生对大肠胶囊内镜进行了介绍，鹤丸等医生对CT结肠成像进行了介绍，而今后AI在这些领域的应用也备受期待。另外，扩大大肠胶囊内镜的保险适用范围也是重要的课题。

以AI为切入点，池松、落合、森等医生详细介绍了包括辅助内镜插入、病变的发现诊断、超放大内镜在内的定性诊断，笔者对定性诊断方面的AI已经进展到药事许可和上市的阶段感到非常高兴，感慨颇深。

对病理诊断进展的最前沿也进行了介绍。园部等医生就大肠癌伴随诊断（companion diagnostics，CDx）中的基因突变、蛋白表达与病理诊断之间的关系，详细概述了最新的信息。菅井等医生介绍了近年来备受关注的大肠锯齿状病变的处置，包括大肠癌处置规则与WHO分类之间的对比，而大肠癌研究会病理委员会正在研究的日本今后的方针备受关注。

作为治疗进展的最前沿，山本医生详细介绍了新设备的开发及其历史。从历史中值得学习的地方有很多，希望年轻的医生一定要读一读。大德等医生就作为内科和外科协作的微创治疗——腹腔镜和内镜联合手术（laparoscopy and endoscopy cooperative surgery，LECS），介绍了其现状和研究课题。古来等医生以从腹腔镜手术向数字外科（digital surgery）时代过渡期的机器人辅助大肠手术、利用吲哚菁绿（indocyanine green，ICG）的荧光引导下手术和远程医疗为中心，介绍了大肠外科治疗进展的最前沿。

本书中无论哪篇文章都通俗易懂地记述了现状的课题和对将来的展望，如果通读的话，大概就能在头脑中整理出目前处于大肠肿瘤诊疗最前沿的课题和对将来的展望。希望本书能对今后大肠肿瘤的诊疗和研究有所帮助。